Farshad Gharebakhshi
Amirhossein Moghtader
Sattar Jafari

Hepatologia

Farshad Gharebakhshi
Amirhossein Moghtader
Sattar Jafari

Hepatologia

ScienciaScripts

Imprint

Any brand names and product names mentioned in this book are subject to trademark, brand or patent protection and are trademarks or registered trademarks of their respective holders. The use of brand names, product names, common names, trade names, product descriptions etc. even without a particular marking in this work is in no way to be construed to mean that such names may be regarded as unrestricted in respect of trademark and brand protection legislation and could thus be used by anyone.

Cover image: www.ingimage.com

This book is a translation from the original published under ISBN 978-620-6-77208-8.

Publisher:
Sciencia Scripts
is a trademark of
Dodo Books Indian Ocean Ltd. and OmniScriptum S.R.L publishing group

120 High Road, East Finchley, London, N2 9ED, United Kingdom
Str. Armeneasca 28/1, office 1, Chisinau MD-2012, Republic of Moldova, Europe
Printed at: see last page
ISBN: 978-620-7-66560-0

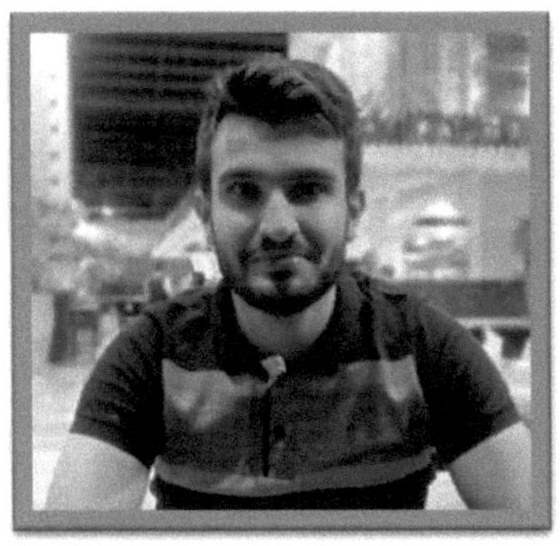

Farshad Gharebakhshi, MD

Residente de Radiologia, Departamento de Radiologia, Faculdade de Medicina, Universidade de Ciências Médicas Shahid Beheshti, Teerão, Irão

Dr. Amirhossein Moghtader

Professor Associado de Doenças Infecciosas, Departamento de Doenças Infecciosas, Universidade de Ciências Médicas Shahid Beheshti, Teerão, Irão

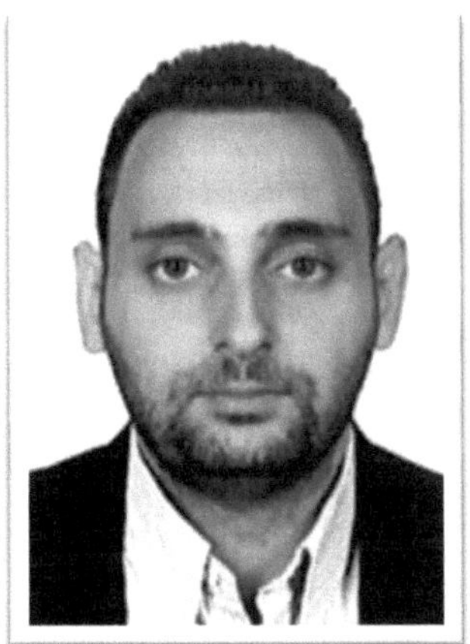

Dr. Sattar Jafari

Professor Associado de Gastroenterologia e Hepatologia, Departamento de Medicina Interna Zanjan, Irão

Dedicado aos Anjos Misericordiosos que:

O senhor dos mundos, que começou a guiar os seus servos com o ensinamento da pena.

Os meus pais, cuja presença é para mim uma coroa de honra e cujo nome é a razão da minha existência, porque estas duas existências, depois do Senhor, foram a fonte da minha existência, pegaram na minha mão e ensinaram-me a caminhar neste vale cheio de altos e baixos.

Conteúdo

Capítulo I

Patogénese da doença hepática gorda não alcoólica

Introdução

A doença hepática gorda não alcoólica (DHGNA) é um termo genérico para uma vasta gama de doenças hepáticas que afectam pessoas que bebem álcool ou que não bebem álcool de todo. Tal como o nome sugere, a doença hepática gorda não alcoólica é caracterizada por um excesso de gordura armazenada à volta do fígado. A doença hepática gorda não alcoólica é cada vez mais comum em todo o mundo, especialmente nos países ocidentais. No Irão, esta doença é a doença hepática crónica mais comum e afecta cerca de um quarto da população iraniana. Algumas pessoas com doença hepática gorda não alcoólica podem desenvolver esteato-hepatite não alcoólica (NASH), uma forma agressiva de doença hepática gorda caracterizada por inflamação do fígado que pode progredir para cicatrizes avançadas (cirrose) e insuficiência hepática. Este dano é semelhante ao dano causado pelo consumo excessivo de álcool.

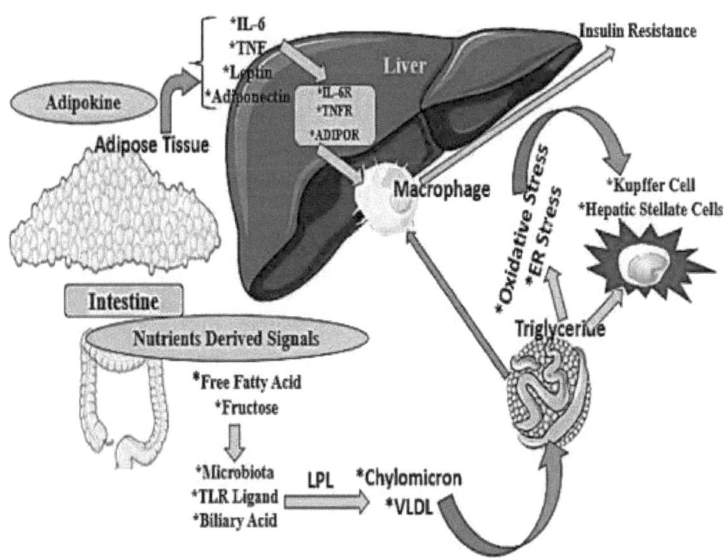

Figura 1. Doença Hepática Gordurosa Não Alcoólica: Patogénese e importância da lipoproteína de alta densidade como modificador molecular

A doença hepática gorda não alcoólica tem diferentes estádios ou graus, e cada grau tem efeitos diferentes no organismo. Se esta doença for detectada em graus baixos, não constitui um risco grave. Mas se se transformar em graus avançados, pode ser perigosa. Por conseguinte, o diagnóstico precoce da doença hepática gorda não alcoólica é muito importante.

Fases da doença hepática gorda não alcoólica

O fígado gordo não alcoólico desenvolve-se em 4 fases principais. A maior parte das pessoas só passa pela primeira fase sem se aperceber. Num pequeno número de casos, se não for diagnosticada e tratada, esta doença pode progredir e acabar por provocar lesões graves no fígado. As principais fases do fígado gordo não alcoólico são

1. Fígado gordo simples (esteatose ou fígado gordo de grau 1)

O fígado gordo simples, ou fígado gordo de grau 1, ocorre quando as células do fígado começam a acumular gordura, embora não haja inflamação ou cicatrizes. Nesta fase inicial, é frequente não existirem sintomas, pelo que muitas pessoas não sabem que têm fígado gordo. Para muitas pessoas, o fígado gordo já não cresce e, com uma dieta saudável e exercício físico regular, o excesso de gordura nas células do fígado pode ser reduzido. Pensa-se que cerca de 20% das pessoas com fígado gordo simples desenvolvem esteato-hepatite não alcoólica, ou NASH.

2. Esteato-hepatite não alcoólica (fígado gordo de grau 2)

A segunda fase do fígado gordo não alcoólico, ou seja, o fígado gordo de grau 2, ocorre quando a acumulação de gordura nas células do fígado é acompanhada de inflamação. Pensa-se que esta fase afecta 5% da população, ou seja, 1 em cada 20 pessoas. A inflamação ocorre quando o fígado está a reparar o tecido danificado. Se a quantidade de tecido danificado aumentar, o fígado pode acabar por ter dificuldade em reparar-se demasiado depressa e o tecido inflamado pode ficar como uma cicatriz. Quando o tecido cicatricial começa a crescer, dá-se o nome de fibrose.

3. Fibrose hepática (fígado gordo de grau 3)

A fibrose hepática ou fígado gordo de grau 3 ocorre quando existe tecido cicatricial persistente no fígado e nos vasos sanguíneos que o rodeiam. Na fibrose, o fígado ainda pode funcionar bem, e a remoção ou tratamento da causa da inflamação pode impedir uma maior progressão ou mesmo reverter alguns dos danos. No entanto, se, com o tempo, o tecido cicatricial começar a substituir grande parte do tecido hepático normal, a função hepática é afetada. Isto pode levar à cirrose.

4. Cirrose hepática (fígado gordo de grau 4)

Nesta fase, o fígado não funciona corretamente e começam a surgir sintomas como o amarelecimento da pele e do branco dos olhos e uma dor vaga na parte inferior direita das costelas. O tecido cicatricial na cirrose hepática é difícil de remover, embora a progressão possa ser travada se a causa da lesão hepática for removida. A maioria das pessoas com NAFLD tem uma doença ligeira e apenas algumas desenvolvem fases mais graves. A fibrose ou a cirrose podem demorar vários anos a desenvolver-se. A maioria das fases da doença hepática gorda não alcoólica é assintomática e só é diagnosticada em fases avançadas. As terceira e quarta fases do fígado gordo não alcoólico, ou seja, a fibrose e a cirrose, são muito perigosas. Nestas fases, a função hepática pode estar comprometida e, por vezes, a única forma de a salvar é o transplante de fígado. Um dos sintomas do fígado gordo é a inflamação do fígado e a dor na parte superior direita do abdómen.

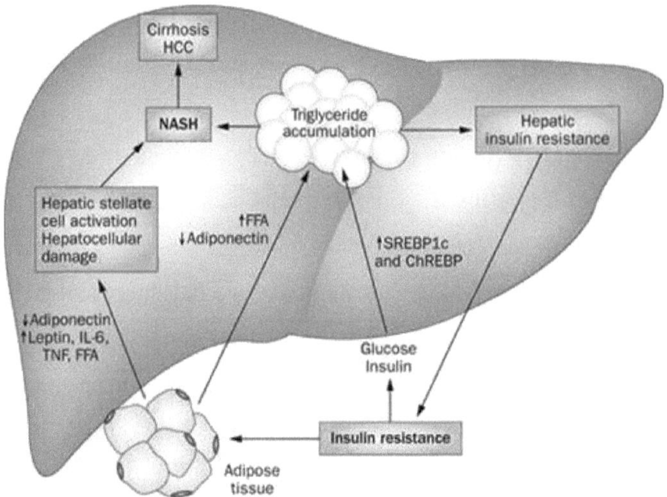

Figura 2. Doença hepática gorda não alcoólica e diabetes mellitus: patogénese e tratamento

Quais são os sintomas da doença hepática gorda não alcoólica?

Por vezes, a doença hepática gorda não alcoólica é designada por doença hepática silenciosa. Isto deve-se ao facto de poder ocorrer sem causar quaisquer sintomas. A maioria das pessoas com NAFLD vive com gordura no fígado sem desenvolver danos hepáticos. Um pequeno número de pessoas com fígado gordo desenvolve fases avançadas de doença hepática gorda não alcoólica. De acordo com a Hopkins Medicine, os sintomas de fígado gordo incluem:

1. Fadiga extrema;

2. Pontos fracos;

3. Perda de peso;

4. Amarelecimento da pele ou dos olhos;

5. Vasos sanguíneos semelhantes a aranhas na pele;

6. Comichão prolongada.

Quando a doença hepática gorda não alcoólica evolui para cirrose, pode causar sintomas como retenção de líquidos, hemorragia interna, perda de massa muscular e confusão. As pessoas com cirrose podem desenvolver insuficiência hepática ao longo do tempo e necessitar de um transplante de fígado.

Qual é a causa da doença hepática gorda não alcoólica?

A causa exacta desta doença é desconhecida. Mas os investigadores suspeitam de vários factores, incluindo:

1. **Síndrome metabólica:** A doença hepática gorda não alcoólica parece estar associada a um grupo de perturbações metabólicas relacionadas, incluindo IMC elevado, níveis elevados de lípidos no sangue, tensão arterial elevada e diabetes. Estes factores parecem interagir e levar a alterações colectivas na forma como o corpo metaboliza os nutrientes e armazena a gordura.

2. **Dieta e causas nutricionais:** Os investigadores descobriram também que uma dieta rica em frutose pode aumentar o risco de desenvolver doença hepática gorda não alcoólica. A frutose é o principal ingrediente do açúcar normal. O aumento de açúcar na dieta está fortemente associado à síndrome metabólica.

3.   **Genética:** Alguns genes podem aumentar a probabilidade de desenvolver doença hepática gorda não alcoólica. Isto pode explicar porque é que algumas pessoas a desenvolvem sem nenhum dos outros factores de risco comuns. Além disso, a genética torna algumas raças mais propensas à doença hepática gorda não alcoólica.

Factores de risco da doença hepática gorda não alcoólica

De acordo com a Mayo Clinic, uma grande variedade de doenças e condições pode aumentar o risco de desenvolver doença hepática gordurosa não alcoólica, incluindo:

1.   Colesterol elevado;

2.   Níveis elevados de triglicéridos no sangue;

3.   Síndrome metabólica;

4.   Obesidade, especialmente quando a gordura se concentra no abdómen;

5.   Síndrome dos ovários poliquísticos;

6.   Apneia do sono;

7.   Diabetes tipo 2;

8.   Hipotiroidismo (hipotiroidismo);

9.   Hipófise hipoactiva (hipofisária).

A maioria dos doentes tem entre 40 e 50 anos na altura do diagnóstico de NAFLD, os estudos relativos à prevalência em homens e mulheres têm sido diferentes, alguns mostraram uma prevalência mais elevada nas mulheres e outros mostraram uma prevalência mais elevada nos homens. Existem informações sobre a relação entre a NAFLD e a colecistectomia, segundo as quais as pessoas com antecedentes de colecistectomia têm ≥2 vezes mais probabilidades de desenvolver doença hepática gorda não alcoólica do que as pessoas que não foram submetidas a colecistectomia. Não foi observado qualquer aumento da incidência de NAFLD.

Fisiopatologia

A fisiopatologia desta doença não é totalmente compreendida. Com base nas teorias existentes, a patogénese mais importante é a resistência à insulina, que pode levar à esteatose hepática e até à hepatite causada pela esteatose hepática. Para causar inflamação causada por necrose, deve haver um fator desencadeante que cause danos oxidativos, estes danos oxidativos podem incluir ferro no fígado, leptina, falta de antioxidantes e bactérias intestinais.

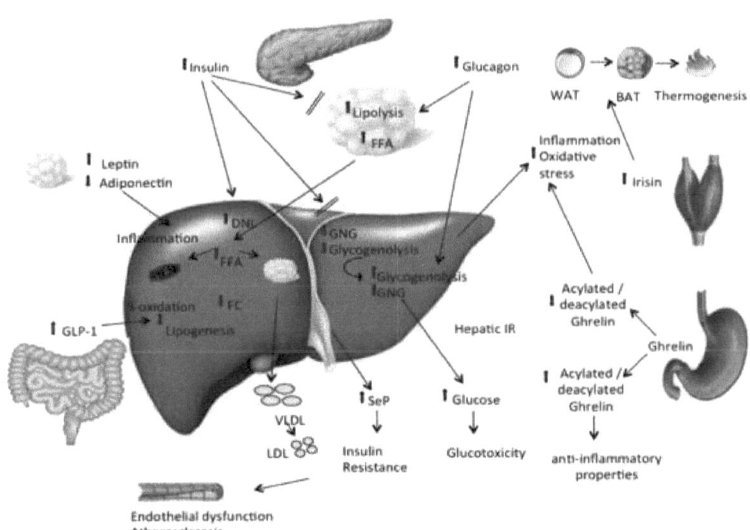

Figura 3. Fisiopatologia da doença hepática gorda não alcoólica

Sintomas e manifestações

A maioria das pessoas com fígado gordo não alcoólico não apresenta sintomas. Algumas destas pessoas queixam-se de fadiga, letargia, dor vaga no abdómen superior e direito. Nos exames clínicos, pode ser observada hepatomegalia à palpação e também nos exames imagiológicos, o que se deve à acumulação de gordura no fígado. A hepatomegalia é frequentemente observada nas fases avançadas da doença. Os doentes que desenvolvem cirrose apresentam sinais claros de insuficiência hepática, como angioma em aranha, ascite e eritema palmar.

Resultados laboratoriais

Observa-se um aumento das enzimas hepáticas em doentes com doença hepática gorda não alcoólica, mas muitos doentes afectados podem ter enzimas hepáticas normais e a normalidade das enzimas não exclui a NAFLD. O aumento das enzimas ALT e AST atinge cerca de duas a cinco vezes o limite superior do nível normal. O rácio ALT/AST é inferior a 1, enquanto no fígado gordo alcoólico este rácio é superior a 2. O aumento das enzimas hepáticas ALT e AST não prevê a gravidade da inflamação ou da fibrose, e a sua normalidade não significa a ausência de danos.

O nível de fosfatase alcalina aumenta para 2 a 3 vezes o limite superior do nível normal. Os níveis de albumina e bilirrubina são geralmente normais, exceto se a doença tiver progredido para cirrose. O tempo de protrombina (TP) aumentado, a trombocitopenia e a neutropenia também são observados em doentes cirróticos. Um aumento do nível de ferritina até uma vez e meia o nível normal em doentes com doença hepática gorda não alcoólica está associado a um aumento da atividade da doença e a fibrose avançada. Nestes doentes, o nível de auto-anticorpos como o ANA e o AMA pode ser positivo, mas a importância destes auto-anticorpos nesta doença ainda não foi determinada.

Achados imagiológicos

Na ecografia pode observar-se um aumento da ecogenicidade do tecido hepático, um aumento da atenuação na tomografia computorizada e um aumento do sinal do tecido adiposo na ressonância magnética.

Perturbações associadas

Como mencionado, na maioria dos casos, pelo menos um dos factores da síndrome metabólica é observado nestes doentes.

Resultados laboratoriais

Testes como o nível de aminotransferase hepática e o nível de ferritina são frequentemente anormais. No entanto, estas alterações não são necessárias para o diagnóstico e não constituem rejeições. No entanto, os exames laboratoriais são efectuados devido à rejeição de outros diagnósticos.

Excluir outras doenças

Inicialmente, deve ser feita uma história completa do doente, incluindo o consumo de álcool, o consumo de drogas e a esteatose relacionada com a gravidez ou a fome. Os seguintes exames são considerados para os doentes:

1. Anticorpo anti-hepatite C;
2. Antigénio de superfície da hepatite B (HBs Ag), anticorpo contra a superfície da hepatite B (HBs Ab) e anticorpo nuclear (HBC Ab);
3. Nível de ferro no plasma, ferritina e capacidade total de ligação do ferro (TIBC);
4. Nível de gamaglobina, ANA, AMA, anticorpo microssómico-1 do fígado/rim.

Além disso, de acordo com os sintomas do doente, os antecedentes do doente e os seus antecedentes familiares, devem ser investigadas a doença de Wilson, perturbações da tiroide, doença celíaca, deficiência de alfa-1 antitripsina, síndrome de Boudekiari e HELLP.

Achados imagiológicos

São utilizados diferentes métodos de imagiologia para diagnosticar a NAFLD. No entanto, atualmente, não se conhece um método imagiológico específico para diferenciar os subtipos de NALFD. O método habitual é a ecografia e sugere-se que, se o doente não tiver feito imagiologia antes, este método deve ser realizado. A TAC e a RMN também podem detetar a esteatose hepática. A elastografia (fibrografia) é utilizada para classificar a esteatose hepática. O diagnóstico baseia-se na imagiologia se estiverem reunidas todas as condições seguintes:

1. Alterações a favor da infiltração de gordura na imagiologia hepática;
2. Excluindo outras causas de problemas hepáticos;
3. Ausência de sinais e sintomas de cirrose;
4. O doente não apresenta um risco elevado de fibrose avançada ou cirrose. Por exemplo, um jovem sem diabetes e com um nível normal de ferritina tem um risco baixo de cirrose. Se todos os critérios anteriores não forem positivos, é necessária uma biopsia para avaliar o grau de lesão hepática.

Biópsia

Tal como referido nos pontos anteriores, a biópsia é o método de referência para diferenciar os diferentes subtipos de doença hepática gorda não alcoólica. A biopsia também é utilizada em doentes cujo diagnóstico não é conhecido com precisão ou em que é necessário verificar a quantidade exacta de danos e inflamação. Em geral, as indicações para a biopsia podem ser resumidas nos seguintes casos:

1. Os sinais e sintomas de uma doença crónica do fígado, como a cirrose, são visíveis na pessoa;

2. Um doente com esplenomegalia (sugerindo cirrose);

3. Citopenia (sugestiva de cirrose);

4. Um aumento da ferritina para mais de 1,5 vezes o limite superior do nível normal (sugerindo esteato-hepatite alcoólica e fibrose avançada);

5. Doentes com mais de 45 anos e que sofram de obesidade ou diabetes (maior risco de fibrose avançada).

O critério mínimo para o diagnóstico histológico da NAFLD é a presença de mais de 5% de hepatócitos com esteatose no tecido hepático. Para além da esteatose, os doentes podem apresentar depósitos de ferro no fígado.

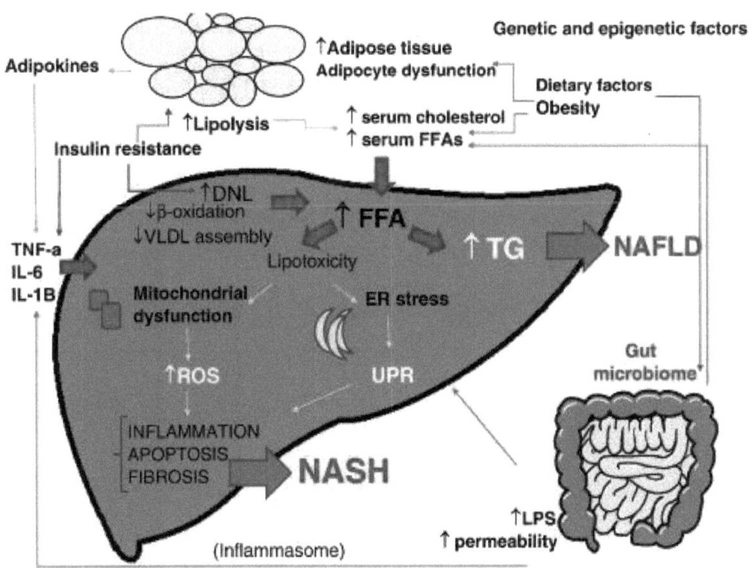

Figura 4. A patogénese múltipla da doença hepática gorda não alcoólica (NAFLD)

A biopsia permite distinguir entre NAFL e NASH. A NAFL é diagnosticada se

1. Esteatose isolada;
2. Esteatose com inflamação lobular ou portal, sem balonismo dos hepatócitos;
3. Esteatose com balonismo dos hepatócitos, mas sem inflamação.

Na NASH, existe inflamação, juntamente com balonamento das células do fígado e esteatose. Com base na biopsia, não é possível diferenciar a NASH da esteato-hepatite alcoólica. Também pode ser observada fibrose na biopsia, mas não é uma caraterística específica deste problema. Quando a fibrose progride para cirrose, a esteatose e a inflamação não são bem diagnosticadas e a cirrose criptogénica é conhecida. A fibrose portuária, se observada isoladamente, pode ser uma forma de NASH. A inflamação dos portos é mais comum nas crianças do que nos adultos. Nos casos em que a EHNA está presente juntamente com outras doenças hepáticas, o diagnóstico de EHNA será mais difícil. Por exemplo, os doentes com NASH podem também ter doença hepática alcoólica e, até à data, não existe nenhum método conhecido para diferenciar as duas doenças na biopsia.

Pontuação de atividade da NAFLD

Esta pontuação é um método de pontuação validado que classifica a atividade da doença. Não existe uma pontuação para a fibrose hepática nesta classificação. De acordo com esta pontuação, considera-se uma pontuação de 0 a 3 para a esteatose, de 0 a 3 para a inflamação e de 0 a 2 para o balonismo hepatocelular, sendo depois somadas. Se a pontuação total do doente nesta pontuação for de 0-2, o doente provavelmente não tem EHNA, e se a pontuação for de 3-4, a probabilidade de EHNA é elevada.

Testes não invasivos para o diagnóstico da fibrose hepática

Atualmente, existem vários métodos para diagnosticar a fibrose hepática. O método específico para a doença hepática gorda não alcoólica é o método de pontuação da fibrose nesta doença. Quanto mais elevada for a pontuação do doente nesta classificação, maior será a taxa de mortalidade dos doentes devido a doenças cardiovasculares. Nesta classificação, são considerados a idade, o índice de massa corporal, a hiperglicemia, o nível de aminotransferase, a contagem de plaquetas e a albumina.

Diagnósticos diferenciais

Existem outras causas para a esteatose hepática que devem ser investigadas e excluídas num doente com suspeita de NAFLD. Estas incluem as seguintes doenças:

1.	Doença hepática alcoólica;
2.	Hepatite C, especialmente o genótipo 3;
3.	Doença de Wilson;
4.	Abtalipoproteinemia;
5.	Medicamentos (amiodarona, metotrexato, tamoxifeno, glucocorticóides, valproato de sódio, anti-retrovirais para o VIH);
6.	Síndroma de Ray;
7.	Fígado gordo agudo da gravidez;

8. HELLP (anemia hemolítica, enzimas hepáticas elevadas, plaquetas baixas);

9. Perturbações metabólicas hereditárias (deficiência de LCAT, doença de Wellman, perturbação do armazenamento de ésteres de colesterol);

10. Doenças do fígado causadas por medicamentos;

11. Lipodistrofia;

12. Fome extrema;

13. Nutrição intravenosa.

Definição de consumo significativo de álcool

De acordo com a AASLD, o consumo de ≥ 21 bebidas alcoólicas padrão por semana para os homens e ≥ 14 bebidas alcoólicas padrão por semana para as mulheres durante pelo menos dois anos é designado por consumo significativo de álcool. De acordo com a NIAAA, uma bebida alcoólica padrão é uma bebida que tem 14 gramas de álcool puro.

Rastreio

A diretriz da AASLD não recomendou o rastreio, devido aos métodos de diagnóstico utilizados (uma vez que os níveis de enzimas hepáticas podem ser normais em doentes com NAFLD), bem como ao tratamento da NAFLD (se existir algum tratamento disponível) e à relação custo-benefício.

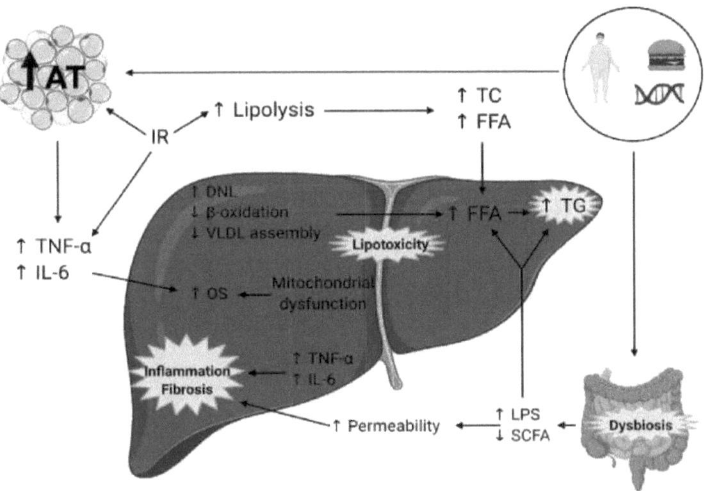

Figura 5. Fisiopatologia da doença hepática gorda não alcoólica

Tratamento

As recomendações seguintes são dadas a todos os doentes com NAFLD.

1. Evitar o consumo de álcool

Todos os doentes são aconselhados a parar completamente de beber álcool e a evitar o consumo de grandes quantidades de álcool (por exemplo, mais de 14 bebidas por semana ou mais de 4 bebidas por dia para os homens; e mais de 7 bebidas por semana ou mais de 3 bebidas por dia para as mulheres) deve ser fortemente evitado. O consumo elevado de álcool está relacionado com a progressão da doença. Naturalmente, ainda não foi totalmente determinado se o consumo baixo a moderado de álcool é prejudicial. Até que a evidência seja mais forte, sugere-se que se evite o consumo de qualquer quantidade de álcool nestes doentes.

2. Vacinação

A vacinação contra a hepatite A e o vírus da hepatite B é recomendada em doentes sem evidência de imunidade serológica. Outras vacinas para doentes com problemas hepáticos incluem a vacina pneumocócica e o calendário de vacinação padrão.

3. Modificação dos factores de risco cardiovascular

Os doentes com NAFLD correm um risco mais elevado de desenvolver doenças cardiovasculares e têm frequentemente vários factores de risco para a ocorrência de doenças cardiovasculares (por exemplo, dislipidemia, tensão arterial elevada).

4. O tratamento de doentes com NAFLD e diabetes depende do controlo do açúcar no sangue destes doentes.

5. A maioria dos doentes com NAFLD e dislipidemia são candidatos a medicamentos hipolipemiantes.

6. Perda de peso

A perda de peso é uma medida importante nos doentes com NAFLD. A perda de peso é recomendada para todos os doentes com NAFLD que tenham excesso de peso (IMC >25 Kg/m^2) ou obesidade (IMC >30 Kg/m^2). A perda de peso conduz a uma melhoria dos testes bioquímicos, da histologia hepática, do nível de insulina sérica e da qualidade de vida dos doentes com NAFLD. As alterações do estilo de vida incluem dieta e exercício físico. A cirurgia bariátrica é considerada para os doentes que não conseguem atingir o seu objetivo de peso após 6 meses. A terapêutica medicamentosa para perda de peso é uma opção de tratamento para alguns doentes.

Intervenções básicas de modificação do estilo de vida

Recomenda-se uma perda de peso de 5 a 7% do peso corporal ou uma taxa de meio a um quilograma por semana para doentes com excesso de peso ou obesos, através da melhoria do estilo de vida e do exercício físico. Em doentes com suspeita de NASH ou em casos confirmados por biópsia, recomenda-se uma maior perda de peso, ou seja, cerca de sete a dez por cento do peso corporal. Recomenda-se o aconselhamento nutricional para todos estes doentes e o encaminhamento para um nutricionista. Em alguns doentes, é necessária uma maior perda de peso e devem perder mais do que os objectivos iniciais de perda de peso. Se os níveis de ALT não normalizarem apesar de terem sido atingidos os objectivos de peso (menos de 20 para as mulheres e menos de 30 para os homens), recomenda-se um aumento de peso adicional. Nos doentes com EHNA ou fibrose avançada que não atinjam os objectivos de peso após seis meses, recomenda-se a cirurgia bariátrica como próxima opção. O aumento da atividade física tem sido associado a uma redução das mortes por todas as causas e das mortes relacionadas com o coração.

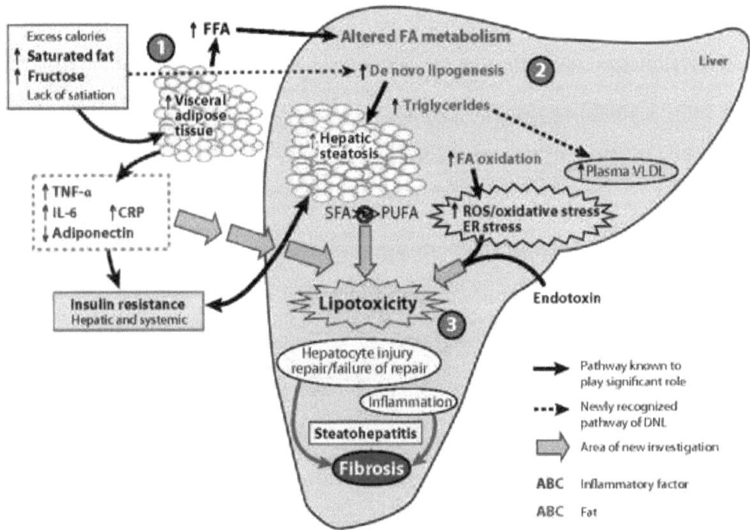

Figura 6. Doença hepática gorda não alcoólica: patologia e patogénese

Cirurgia bariátrica

A cirurgia bariátrica é recomendada para doentes com EHNA ou fibrose hepática avançada (mas sem cirrose hepática descompensada) que não tenham atingido o peso pretendido no prazo de 6 meses de intervenções de modificação do estilo de vida, incluindo duas sessões de consulta com um nutricionista. Esta cirurgia melhorou a histologia hepática em doentes obesos com NAFLD. No entanto, foi observado um agravamento da fibrose em alguns doentes após a cirurgia bariátrica, pelo que se recomenda a realização de análises hepáticas (após 6 semanas, 1 mês e 6 meses após a cirurgia) em todos os doentes. Recomenda-se também que os doentes com cirrose hepática submetidos a cirurgia sejam examinados quanto a sintomas de cirrose não compensada, incluindo ascite e encefalopatia hepática, um mês e três meses após a cirurgia.

Terapia medicamentosa para perda de peso

Nos doentes que não atingem o objetivo de peso, pode ser considerada a terapêutica medicamentosa bariátrica. Alguns especialistas discordam desta abordagem e outros concordam.

Terapêutica medicamentosa em doentes com NAFLD

As opções de terapia medicamentosa dirigida ao fígado para a NAFLD são limitadas (por exemplo, vitamina E e alguns sensibilizadores dos receptores de insulina) e não são prescritas para todos os pacientes. A terapia medicamentosa é considerada para pacientes que não atingiram o peso alvo e têm fibrose em estágio 2 ou superior com base na biópsia hepática. A abordagem do tratamento medicamentoso também é diferente consoante estes doentes tenham ou não diabetes.

Têm sido estudados tratamentos farmacológicos em doentes com NASH. Mas a maioria destes estudos não foi tão longa em termos de tempo que seja possível avaliar o seu efeito nos resultados importantes dos doentes, como a cirrose descompensada. Nestes estudos, foram avaliados resultados relacionados, como o nível de enzimas hepáticas e a histologia, tendo sido obtidos resultados contraditórios.

1. **Doentes com NASH e sem diabetes:** Em doentes com EHNA confirmada por biopsia e fibrose em estádio 2 ou superior que não têm diabetes mellitus, recomenda-se a ingestão de vitamina E numa dose de 800 unidades por dia. Alguns estudos sugerem que a vitamina E pode melhorar a esteatose e a inflamação em alguns doentes. Os estudos também diferem em termos de formulação de vitamina E, população estudada, duração do uso e mudanças no estilo de vida. Por conseguinte, os resultados destes estudos não podem ser bem generalizados e não é possível recomendar a administração de vitamina E em todos os doentes. Além disso, o consumo de doses maiores ou iguais a 400 unidades por dia tem sido associado ao aumento de morte por qualquer causa em alguns estudos. Considerando esses dois pontos, que as informações sobre esse medicamento são diferentes e que há preocupação com a segurança de altas doses de vitamina E, os benefícios e malefícios do tratamento com vitamina E para cada paciente devem ser considerados individualmente e a preferência do paciente está envolvida nessa decisão.

Nos estudos que avaliaram a utilidade da vitamina E em doentes com NAFLD, os doentes com diabetes ou cirrose não compensada não foram incluídos no estudo. Por conseguinte, a vitamina E é recomendada apenas em doentes com NASH não diabética. Devido à relação entre a administração de vitamina E e o cancro da próstata, a administração de vitamina E não é recomendada em doentes que, eles próprios ou as suas famílias, tenham uma história de cancro da próstata. A pioglitazona não é recomendada em doentes não diabéticos com EHNA devido aos potenciais efeitos secundários. Embora algumas directrizes de sociedades relacionadas (como a AASLD) tenham recomendado a sua administração nestes doentes.

2. **Doentes com NASH e com diabetes:** Em doentes com diabetes, a presença de EHNA pode ser eficaz na determinação de medicamentos para baixar o açúcar. No entanto, o tratamento primário da diabetes é geralmente a metformina, que não tem qualquer efeito na histologia hepática. Os efeitos positivos da histologia hepática podem ser benéficos com outros fármacos sensibilizadores da insulina como segunda linha de tratamento. Nas situações em que não é possível prescrever metformina ou em que é necessário adicionar um segundo fármaco, considera-se a pioglitazona ou os agonistas dos receptores GLP-1. Em doentes com diabetes tipo 2 e EHNA comprovada por biopsia, a pioglitazona melhorou a fibrose, a inflamação e a esteatose. Os agonistas dos receptores GLP-1 também têm efeitos positivos, tendo sido estudados o liraglutide e o semaglutide. Deve ter-se em conta que, para além dos efeitos benéficos destes medicamentos, existem efeitos secundários, por exemplo, a pioglitazona está associada a aumento de peso, insuficiência cardíaca e fracturas.

3. **Tratamentos com benefícios incertos:** Alguns tratamentos estudados para o tratamento da NAFLD não dispõem de informação suficiente e não podem ser recomendados com a informação atual.

Estes tratamentos incluem a atorvastatina, os ácidos gordos ómega 3 e a aspirina.

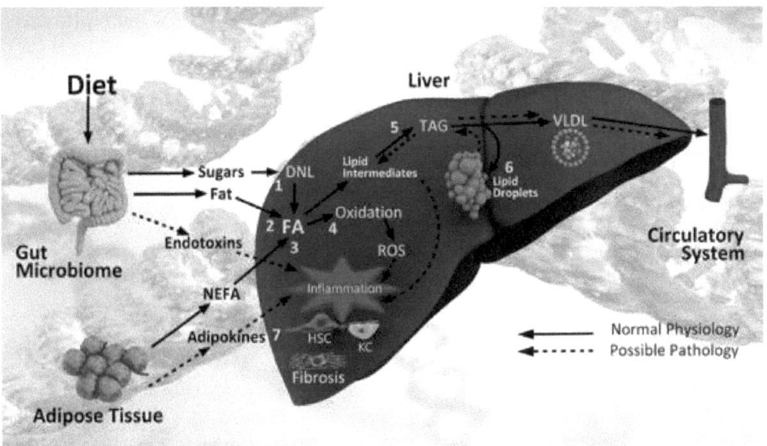

Figura 7. Do açúcar à gordura do fígado e à saúde pública: estudos baseados na biologia de sistemas para compreender a patogénese da doença do fígado gordo não alcoólico

Controlo laboratorial

As aminotransferases hepáticas, incluindo a AST e a ALT, são avaliadas a cada 3 a 6 meses após o início das alterações do estilo de vida, com o objetivo de atingir e manter o peso pretendido. Se estas enzimas não estiverem normalizadas, recomenda-se a investigação de outras causas de doença hepática. A obesidade e uma dieta inadequada são os principais factores de risco da doença hepática gorda não alcoólica.

Quais são as complicações da doença hepática gorda não alcoólica?

A principal complicação do fígado gordo não alcoólico é a cirrose, que ocorre na fase final da formação de cicatrizes no fígado. A cirrose ocorre em resposta a lesões no fígado, como a inflamação na fase de esteato-hepatite. À medida que o fígado tenta parar a inflamação, desenvolve áreas de cicatrização (fibrose). À medida que a inflamação continua, a fibrose espalha-se e toma conta de cada vez mais tecido hepático. Se este processo não for travado, a cirrose pode levar a:

1. Acumulação de líquidos no abdómen (ascite);
2. Inchaço das veias esofágicas (varizes esofágicas) que podem romper-se e sangrar;
3. Confusão, sonolência e fala (encefalopatia hepática);
4. Cancro do fígado;
5. Insuficiência hepática em fase terminal, o que significa que o fígado deixou de funcionar.

Diagnóstico da doença hepática gorda não alcoólica

Na maioria dos casos, o fígado gordo não alcoólico não causa sintomas. Quando o fígado se torna gordo, verificamos um aumento das enzimas hepáticas, pelo que as análises ao sangue são uma boa forma de detetar esta doença. Se o seu fígado tiver um aspeto anormal numa ecografia ou se tiver testes de enzimas hepáticas anormais, pode ser-lhe diagnosticada uma doença hepática gorda não alcoólica.

Os testes efectuados para diagnosticar com precisão e determinar a gravidade da doença incluem:

1. Análises ao sangue

1. Teste de hemograma;
2. Teste das enzimas hepáticas e teste da função hepática;
3. Testes de hepatite viral crónica;
4. Teste de despistagem da doença celíaca;
5. Açúcar no sangue em jejum;

6.   Teste de hemoglobina A1C que mostra o grau de estabilidade do açúcar no sangue;

7.   Perfil lipídico, que mede as gorduras no sangue, como o colesterol e os triglicéridos.

2. Exames imagiológicos

Os métodos de imagiologia utilizados para diagnosticar o fígado gordo não alcoólico incluem:

1.   Ecografia abdominal, que é frequentemente o primeiro exame quando se suspeita de doença hepática.

2.   Tomografia computorizada (TC) ou ressonância magnética (RM) do abdómen. Estas técnicas não têm a capacidade de distinguir as diferentes fases da doença hepática gorda não alcoólica, mas podem ainda assim ser utilizadas.

3.   Elastografia transitória, uma forma avançada de ultrassom que mede a rigidez do fígado. A rigidez do fígado indica fibrose ou cicatrização.

4.   A elastografia por ressonância magnética funciona através da combinação de imagens de ressonância magnética com ondas sonoras para criar um mapa visual (elastograma) que mostra a rigidez dos tecidos do corpo. Alguns exames imagiológicos podem detetar doença hepática gorda não alcoólica.

3. Exame do tecido hepático

Se os outros testes forem inconclusivos, o médico pode recomendar uma biopsia ao fígado. A amostra de tecido é examinada em laboratório para verificar se existem sinais de inflamação e cicatrizes. A biópsia hepática pode ser desconfortável e tem pequenos riscos que o seu médico discutirá em pormenor. Este método é efectuado através da inserção de uma agulha no fígado através da parede abdominal. Para diagnosticar a doença hepática gorda não alcoólica, os médicos recorrem principalmente a análises ao sangue e a testes de função hepática e, posteriormente, a exames imagiológicos como a ecografia, a TAC e a ressonância magnética.

Tratamento da doença hepática gorda não alcoólica

A maioria das pessoas com DHGNA não terá problemas graves, mas se lhe for diagnosticada a doença, é boa ideia tomar medidas para evitar que se agrave. Atualmente, não existe uma cura específica para a doença hepática gorda não alcoólica, mas a adoção de um estilo de vida saudável pode ajudar. Também pode ser recomendado tratamento para doenças associadas (como tensão arterial elevada, diabetes e colesterol) ou complicações da doença. Para melhorar e gerir a doença hepática gorda não alcoólica, é necessário ir a consultas médicas regulares e seguir cuidadosamente as instruções do hepatologista e do gastroenterologista.

Medicamentos

Atualmente, não existe nenhum medicamento que possa curar a doença hepática gorda não alcoólica, mas vários medicamentos podem ser úteis para gerir os problemas associados a esta doença. Por exemplo, o seu médico pode recomendar medicamentos para tratar a tensão arterial elevada, o colesterol elevado, a diabetes tipo 2 e a obesidade. Alguns medicamentos prescritos incluem:

1. Benazapril;
2. Lisinopril;
3. Ramipril;

4.   Interferão alfa.

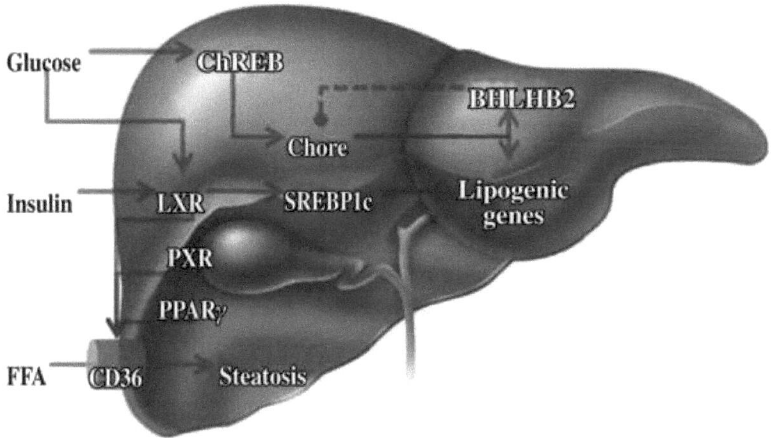

Figura 8. Novos conhecimentos sobre a fisiopatologia da doença hepática gorda não alcoólica

Transplante de fígado

Se desenvolver cirrose grave e o seu fígado não estiver a funcionar corretamente, poderá ter de ser colocado na lista de espera para um transplante de fígado. Ou pode ser possível efetuar um transplante parcial de fígado através de um dador vivo. Como o fígado se pode regenerar, tanto a parte transplantada como a parte restante do fígado do dador podem voltar ao tamanho normal. O café pode melhorar a síndrome metabólica e a doença hepática gorda não alcoólica.

Tratamento caseiro do fígado gordo não alcoólico

Uma vez que não existe um tratamento médico específico para a doença hepática gorda não alcoólica, os remédios caseiros são a melhor opção. De seguida, vamos analisar estes remédios caseiros.

1. **Perda de peso:** Perder entre 7 e 10% do peso corporal pode melhorar outros sintomas da doença hepática gorda não alcoólica, como a inflamação, a fibrose e as cicatrizes.

2. **Beber café:** O café não só previne a ocorrência de doença hepática gorda não alcoólica, como também a pode melhorar.

3. **Exercício regular:** A doença hepática gorda não alcoólica está frequentemente associada a um estilo de vida sedentário. Além disso, a inatividade contribui para outras doenças associadas à NAFLD, incluindo doenças cardíacas, diabetes tipo 2 e obesidade. Por conseguinte, o exercício regular é necessário para o tratamento e a prevenção da doença hepática gorda não alcoólica.

4. **Limitar a ingestão de açúcar:** Os açúcares da dieta, como a frutose e a sacarose, provocam a acumulação de gordura no fígado. Os refrigerantes e as bebidas energéticas estão cheios de açúcares dietéticos. Para tratar o fígado gordo alcoólico, tente consumir bebidas e alimentos sem açúcar.

5. **Controle o seu colesterol:** O colesterol pode agravar a doença hepática gorda não alcoólica e aumentar o risco de doença cardíaca. Tente limitar a ingestão de gorduras saturadas e de gorduras trans para ajudar a controlar o colesterol e a tratar a doença hepática gorda não alcoólica.

6. **Tomar suplementos de ómega 3:** Embora certas gorduras devam ser limitadas para a saúde em geral, outros tipos de gorduras podem ser benéficos. Os ácidos gordos ómega 3 são gorduras polinsaturadas que se encontram em alimentos como o peixe gordo e alguns frutos secos e sementes. A toma de suplementos de ómega 3 pode reduzir a gordura do fígado e melhorar os níveis de colesterol.

7. **Eliminar os estimulantes do fígado:** Algumas substâncias podem colocar demasiado stress no seu fígado. Algumas dessas substâncias incluem o álcool, os medicamentos de venda livre (OTC) e certas vitaminas e suplementos.

8. **Consumo de cardo mariano:** O cardo mariano pode aumentar a produção de enzimas que ajudam o fígado a eliminar as toxinas.

9. **Ingestão de vitamina E:** A vitamina E e outras vitaminas chamadas antioxidantes podem ajudar a proteger o fígado, reduzindo ou neutralizando os danos causados pela inflamação. Mas é necessária mais investigação. Algumas evidências sugerem que os suplementos de vitamina E podem ser úteis para pessoas com danos no fígado devido a doença hepática gordurosa não alcoólica. Mas a vitamina E está associada a um aumento do risco de morte e, nos homens, a um aumento do risco de cancro da próstata. Não utilize suplementos de vitamina E sem o aconselhamento de um médico.

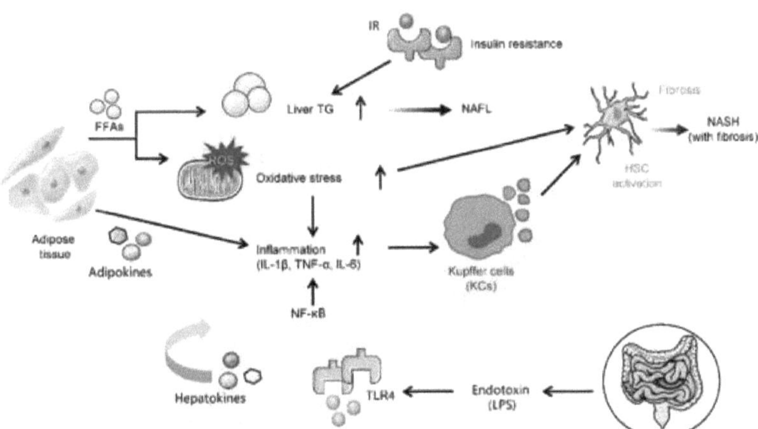

Figura 9. Transplante mitocondrial: oportunidades e desafios no tratamento da obesidade, diabetes e doença hepática gorda não alcoólica

Dieta adequada para o fígado gordo não alcoólico

Uma investigação realizada em 2017 sugere que a dieta mediterrânica pode ajudar a reduzir a gordura do fígado, mesmo sem perda de peso. A dieta mediterrânica também ajuda a tratar as condições normalmente associadas à doença hepática gorda não alcoólica, incluindo o colesterol elevado, a tensão arterial elevada e a diabetes tipo 2. A dieta centra-se numa variedade de alimentos vegetais e gorduras saudáveis. Segue-se uma breve descrição dos alimentos em que se deve concentrar.

1. Doentes com NASH confirmada por biópsia: Nestes doentes, são utilizados métodos não invasivos de avaliação da fibrose:

2. A avaliação não invasiva é efectuada de três em três anos nos doentes que não tenham perdido pelo menos 5 a 7% do peso ou que apresentem um aumento das enzimas hepáticas.

3. Nos doentes que atingiram os seus objectivos de perda de peso e as enzimas hepáticas atingiram níveis normais, a avaliação não invasiva é realizada de quatro em quatro anos.

Se a avaliação não invasiva revelar um risco baixo e uma pontuação de fibrose ($\leq$F1), o seguimento será efectuado de quatro em quatro anos (se a perda de peso for mantida) ou de três em três anos (se a perda de peso não for mantida). Os doentes com NASH sem fibrose ou com fibrose parcial têm um excelente prognóstico e não necessitam de um acompanhamento rigoroso. Se as avaliações não invasivas revelarem um risco elevado e uma pontuação de fibrose ($\geq$F2), é sugerida uma biópsia ao doente para avaliar a existência de fibrose avançada. Se a biópsia não mostrar evidências a favor da cirrose, a monitorização do doente continua com métodos de imagiologia não invasivos nos momentos acima referidos. Se a biópsia mostrar cirrose, o tratamento da doença continuará com o objetivo de reduzir as complicações da cirrose, como a hemorragia visceral e o carcinoma hepatocelular.

Doentes cuja biopsia não foi positiva para EHNA

Não é necessário avaliar a fibrose nestes doentes. Com base nos sinais clínicos, por exemplo, em caso de aumento de peso ou de outros sintomas de síndrome metabólica, será efectuada uma avaliação não invasiva três a quatro anos mais tarde. Com base nas instalações disponíveis, será considerado o método de exame não invasivo, a elastografia (fibro scan) e os marcadores séricos de fibrose.

Populações especiais - cirrose hepática

O tratamento da cirrose devido à NAFLD é semelhante ao de outras causas de cirrose. Estes tratamentos incluem o controlo da hipertensão portal, o rastreio do carcinoma hepatocelular e a consideração do transplante hepático para doentes com cirrose descompensada.

A evolução da doença

Os doentes com NAFLD correm o risco de sofrer de fibrose avançada (estádio histológico F2 ou superior). Quando a esteatose simples progride para esteato-hepatite e depois para fibrose, desenvolve-se cirrose. O estádio de fibrose é o único resultado relacionado com os resultados das doenças relacionadas com o fígado, o transplante de fígado e a mortalidade em doentes com NAFLD.

Os factores de risco associados à fibrose avançada dividem-se em duas categorias

Factores de risco relacionados com o doente

1.   Consumo de álcool;

2.   IMC superior a 28;

3.   Diabetes Mellitus;

4.   Idade avançada (mais de 50 anos).

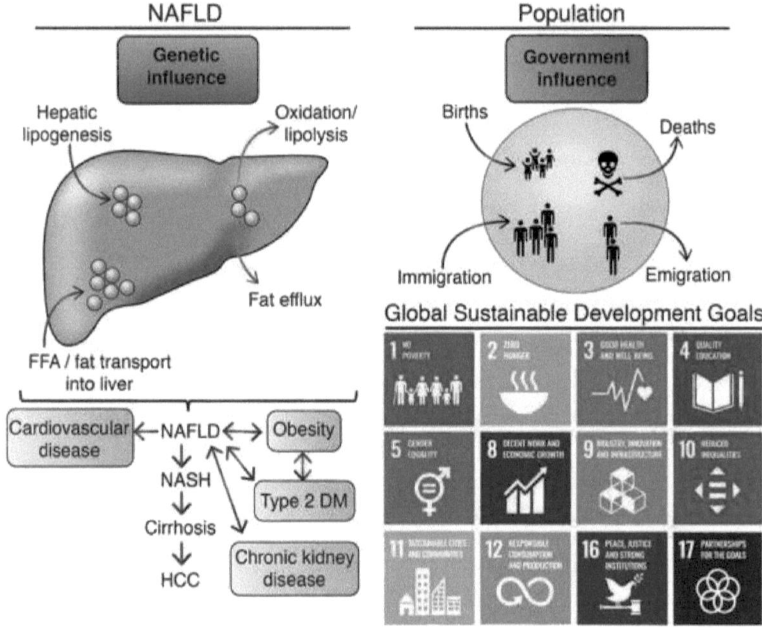

Figura 10. Paralelos entre a doença hepática gorda não alcoólica

Factores de risco relacionados com a doença

1.   Evidência a favor da inflamação na biopsia;

2.   Evidência de fibrose na biopsia ou hialina de Mallory juntamente com degeneração em balão;

3. Aumento das transaminases para mais de 2 vezes o limite superior do nível normal;

4. O consumo de cafeína pode levar a um menor risco de progressão para fibrose.

As análises ao sangue incluem a verificação do seguinte

1. Açúcar no sangue em jejum (FBS);

2. Hemoglobina (HbA1C);

3. Hemograma completo (CBC);

4. Testes para deteção de hepatites virais crónicas (hepatite A, hepatite C e outros casos);

5. Gorduras no sangue, como o colesterol (LDL, HDL) e os triglicéridos (TG, CHOL);

6. Medição das enzimas hepáticas (AST, ALT, ALP, 5'-nucleotidase, GGT) e da sua função (PT, INR, albumina e bilirrubina);

7. Teste Fibro: Este teste é calculado a partir dos resultados de 6 parâmetros de análises ao sangue, de acordo com a idade da doente e do feto. Estes testes incluem: alfa 2-macroglobulina, haptoglobina, apolipoproteína A1, gamaglutamil, transpeptidase (GGT), bilirrubina total e alanina transaminase (ALT).

Enzimas hepáticas e factores que as afectam

As enzimas hepáticas elevadas podem ser detectadas durante uma análise de sangue de rotina. Na maioria dos casos, as enzimas hepáticas aumentam lenta e temporariamente. Na maioria das vezes, estas enzimas elevadas não são um sinal de um problema hepático crónico ou perigoso.

Causas do aumento das enzimas hepáticas

1. Tomar alguns medicamentos, como as estatinas, que reduzem o colesterol no sangue;

2. Consumo de álcool;

3. Insuficiência cardíaca;

4. Hepatite A, B e C;

5. Doença hepática gorda não alcoólica;

6. Obesidade;

7. Alguns analgésicos, como a acetaminofena;

8. Hepatite alcoólica (inflamação do fígado devida ao consumo de álcool);

9. Hepatite autoimune (inflamação do fígado devido a uma doença autoimune);

10. Doença celíaca (lesão do intestino delgado devido ao aminoácido glúten);

11. Cirrose hepática;

12. Infeção por citomegalovírus;

13. Dermatomiosite (uma doença inflamatória que causa fraqueza muscular e erupções cutâneas);

14. Vírus Epstein-Barr;

15. Inflamação da vesícula biliar (colecistite);

16. Ataque cardíaco;

17. Hemocromatose (acumulação excessiva de ferro no organismo);

18. Hipotiroidismo;

19. Cancro do fígado;

20. Doença mononucleose;

21. Distrofia muscular (doença hereditária e congénita que causa fraqueza muscular progressiva);

22. Inflamação do pâncreas;

23. Poli miosite (uma doença inflamatória que causa fraqueza muscular);

24. Hepatite tóxica (inflamação do fígado devida a medicamentos ou venenos);

25. Doença de Wilson (acumulação excessiva de cobre no organismo).

Alterações das enzimas hepáticas com estes medicamentos

Um grupo de medicamentos que pode causar níveis anormais de enzimas inclui:

1. Medicamentos utilizados para reduzir a dor, tais como aspirina, acetaminofeno, Tylenol, ibuprofeno (Motrin, Advil), naproxeno (Narosyn), diclofenac (Voltaren) e fenilbutazona (Butazolidina).

2. Medicamentos anti-epilépticos, incluindo fenitoína (Dilantin), ácido alerpróico, carbamazepina (Tegretol) e fenobarbital.

3. Antibióticos como as tetraciclinas, sulfonamidas, isoniazida (INH), sulfametoxazol, trimetoprim, nitrofurantoína.

Os medicamentos para baixar o colesterol, incluindo as estatinas (Lipitor, Pravachol, Mevacor, etc.) e a niacina, os antidepressivos, incluindo os tricíclicos, os níveis anormais de enzimas hepáticas voltam normalmente ao normal semanas e meses após a interrupção do medicamento.

Enzimas hepáticas elevadas em bebés

Um aumento das enzimas hepáticas sem quaisquer outros sintomas em bebés e crianças pequenas não indica normalmente uma doença específica e não requer investigação imediata. Ao examinar 72 crianças aparentemente saudáveis, cujas enzimas hepáticas tinham aumentado durante, pelo menos, 3 meses, os investigadores descobriram que, se o aumento destas enzimas não for acompanhado de sintomas como iterícia, normalmente resolve-se por si só em poucos meses e não requer tratamento especial.

Controlar as enzimas hepáticas

A questão muito importante é que devem ser efectuadas análises periódicas à AST e à ALT ao longo do tempo para determinar se o nível sérico aumentou, se manteve constante ou se diminuiu. Por exemplo, os doentes tratados para a doença crónica da hepatite C devem ser avaliados através de testes enzimáticos periódicos.

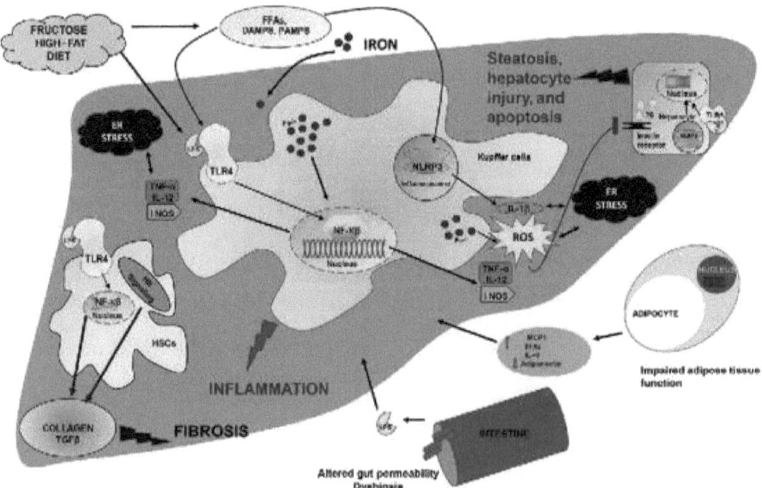

Figura 11. Fisiopatologia da doença hepática gordurosa não alcoólica/esteatohepatite não alcoólica

Capítulo II
Patogénese da doença hepática alcoólica

O que é o fígado gordo alcoólico?

O fígado é um dos órgãos mais importantes e complexos do corpo, com mais de quinhentas funções diferentes. A purificação do sangue, o armazenamento de gorduras e a produção de algumas hormonas são as principais tarefas do fígado. Após o consumo de álcool, o fígado filtra o sangue contaminado pelo álcool, o que provoca danos no fígado, que sofre efetivamente alguns danos sempre que se consome álcool. Uma das capacidades do fígado é regenerar os tecidos danificados; no entanto, se o consumo de álcool for prolongado ou grave e elevado, os danos no fígado aumentam de tal forma que deixam de poder ser compensados. As lesões hepáticas a longo prazo designam-se por cirrose hepática. O abuso de álcool é uma das causas mais comuns de danos no fígado. Nos Estados Unidos, cerca de vinte por cento dos transplantes de fígado estão relacionados com doenças ligadas ao álcool. O abuso de álcool é a terceira razão mais comum para o transplante de fígado, depois da hepatite C crónica e do cancro do fígado.

Fases do fígado gordo alcoólico

A doença hepática alcoólica tem quatro fases principais:

1.   A primeira fase da "Doença hepática alcoólica gorda"

Na primeira fase, devido à ingestão de uma grande quantidade de bebidas alcoólicas, os ácidos gordos acumulam-se no fígado. Esta condição ocorre devido ao consumo de uma grande quantidade de álcool num curto período de tempo. Por isso, pode ocorrer mesmo no espaço de uma semana após o consumo de álcool. "Ao interromper o consumo de álcool, a primeira fase do fígado gordo alcoólico é reversível e reversível na maioria das pessoas."

2.   A segunda fase da "Hepatite alcoólica"

Hepatite é um termo que designa a inflamação e o inchaço do fígado. O consumo continuado de álcool provoca a inflamação do tecido hepático. Beber álcool durante um longo período de tempo ou consumir demasiado álcool num curto período de tempo pode levar à hepatite alcoólica. Felizmente, também é possível recuperar o fígado e eliminar as lesões hepáticas depois de parar o consumo de álcool nesta fase.

3. A terceira fase da "fibrose hepática"

A acumulação de determinadas proteínas no fígado conduz a uma doença crónica denominada fibrose hepática. A fibrose ligeira é reversível e tratável, mas a fibrose contínua e a inflamação do fígado podem levar ao cancro do fígado.

A quarta fase da "Cirrose hepática"

Se a inflamação do fígado se mantiver durante muito tempo, pode provocar danos no fígado e cirrose hepática. A cirrose hepática é uma doença muito perigosa que pode levar à morte. Esta fase da lesão hepática não é reversível nem curável, e a interrupção do consumo de álcool apenas previne danos mais graves. Se a cirrose hepática for ligeira, a interrupção do consumo de álcool a longo prazo ajuda a melhorar o estado do fígado, mas em casos graves de cirrose, uma pessoa pode necessitar de um transplante de fígado e morrer sem um transplante de fígado.

Quais são os sintomas do fígado gordo alcoólico?

Quanto maior for o consumo de álcool, mais graves são os danos no fígado e mais evidentes são os sintomas clínicos. Os sintomas mais comuns do fígado gordo alcoólico são:

1. Icterícia: Amarelecimento da pele e brancura dos olhos;

2.   Edema, inchaço ou tumefação: Inchaço de partes do corpo, especialmente na parte inferior do corpo;

3.   Ascite: Acumulação de líquido no abdómen;

4.   Ague;

5.   Comichão intensa na pele;

6.   Flexão e crescimento circular das unhas;

7.   Perda de peso acentuada;

8.   Cansaço geral e perda de tecido muscular;

9.   Observação de sangue no vómito e nas fezes;

10.   Aumento de hemorragias e nódoas negras na pele;

11.   Maior sensibilidade ao álcool e às drogas.

Normalmente, os sintomas do fígado gordo alcoólico só aparecem em fases avançadas. Se tem um historial de consumo de bebidas alcoólicas, é melhor fazer exames periódicos e análises ao fígado para descobrir se a lesão hepática ocorre nas fases iniciais.

Que pessoas estão expostas ao fígado gordo alcoólico?

Tal como o nome sugere, a principal causa do fígado gordo alcoólico é o consumo excessivo de bebidas alcoólicas. Quanto mais longo for o consumo destas bebidas e quanto maior for a intensidade do consumo, maior é a probabilidade de danos no fígado.

As bebidas alcoólicas causam graves danos ao fígado de duas formas

1.   **Consumo de grandes quantidades de álcool num curto período de tempo:** Este tipo de consumo não causa frequentemente danos agudos e crónicos. A doença hepática gordurosa alcoólica e a hepatite alcoólica são complicações deste tipo de consumo de álcool.

2.	**Consumo de grandes quantidades de álcool durante um longo período de tempo:** É a forma mais destrutiva de consumo de álcool e pode levar a fibrose hepática ou cirrose.

Complicações e perigos do fígado gordo alcoólico

Como dissemos, a última fase da lesão hepática causada pelo consumo de álcool é a cirrose hepática; mas estas lesões hepáticas podem levar a problemas mais graves, incluindo o cancro do fígado:

1) Encefalopatia hepática

A encefalopatia hepática significa uma lesão cerebral com origem no fígado. Uma das funções mais importantes do fígado é a desintoxicação do organismo. Uma lesão hepática pode tornar o fígado incapaz de eliminar as toxinas e os poluentes do sangue. Um aumento do nível de toxinas no sangue provoca lesões cerebrais, a que se chama encefalopatia.

2) Infeção

Os danos no fígado também afectam o sistema imunitário e reduzem a imunidade do organismo. Após o enfraquecimento do sistema imunitário, aumenta a possibilidade de ocorrência de várias infecções. As infecções do trato urinário e as infecções do trato respiratório são mais comuns em doentes com fígado gordo alcoólico.

3) Cancro do fígado

Se o consumo de álcool se mantiver durante vários anos, aumenta consideravelmente o risco de cancro do fígado. Como já dissemos, o consumo contínuo de álcool pode levar à cirrose hepática, e a cirrose hepática aumenta a probabilidade de cancro do fígado. Muitas pessoas que desenvolvem cancro do fígado apresentam também sinais de cirrose hepática.

Diagnóstico do fígado gordo alcoólico

Existem diferentes métodos de diagnóstico para diagnosticar o fígado gordo alcoólico:

1) Análise ao sangue

O primeiro passo para diagnosticar uma lesão hepática é efetuar uma análise ao sangue. Testes como a contagem de células sanguíneas e a avaliação das enzimas hepáticas podem despistar o problema. Se a análise ao sangue for suspeita, são utilizados métodos adicionais para um diagnóstico definitivo.

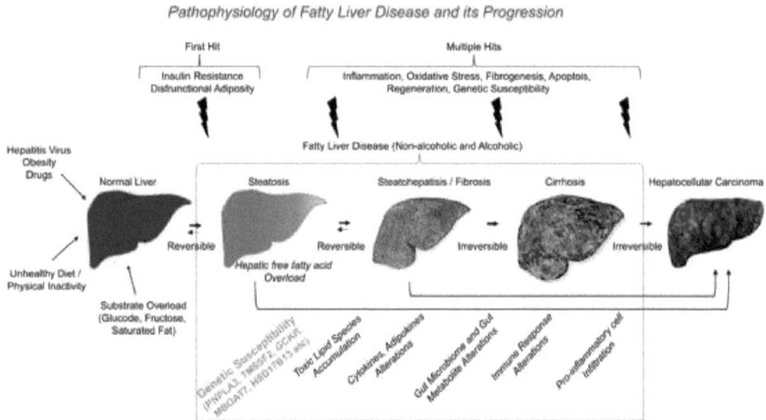

Figura 12. Evolução da Doença Hepática Gordurosa Não Alcoólica para Cancro do Fígado: Perspectivas dos Estudos de Associação do Genoma

2) Imagiologia

Em níveis avançados de fígado gordo alcoólico (hepatite alcoólica ou cirrose), o médico examina o fígado com a ajuda de diferentes métodos de imagem para verificar com precisão a extensão dos danos no fígado:

1. Tomografia computorizada;

2. Sonografia;

3.   R.M.I.

3) Amostragem do fígado

Nalguns casos, é necessário recolher amostras do tecido hepático para uma investigação mais aprofundada. Em vez disso, o médico retira uma pequena quantidade de tecido hepático com a ajuda de anestésicos locais através de uma seringa com uma agulha comprida para ser examinada no laboratório.

4) Endoscopia

A endoscopia é realizada com a ajuda de um instrumento estreito, semelhante a um tubo, na extremidade do qual são colocadas uma pequena câmara e uma lanterna. O aparelho endoscópico entra no sistema digestivo através do esófago e é através dele que o médico examina os vasos sanguíneos do sistema digestivo. O inchaço dos vasos (varizes) do tubo digestivo é um dos sintomas da cirrose hepática.

O fígado gordo pode voltar ao normal?

A doença do fígado gordo, especialmente nas fases iniciais, é tratada com uma combinação de dieta e exercício. Com esta dieta, o fígado pode curar-se a si próprio e, de facto, reverter os danos que ocorreram ao longo dos anos. É de salientar que os problemas do fígado podem ser detectados através da realização de análises ao sangue, incluindo as seguintes: Enzimas hepáticas alanina aminotransferase (ALT) e aspartato aminotransferase (AST), fosfatase alcalina (ALP), FIB-4 ou APRI. Além disso, através da utilização de ultra-sons, tomografia computorizada e ressonância magnética, é possível verificar os resultados com maior precisão. A biópsia hepática é também o único exame que pode confirmar o diagnóstico de NASH e mostrar claramente a gravidade da doença. Estudos demonstram que a NAFLD está associada a um baixo nível de PH na urina em ambos os sexos, o que pode ajudar os médicos a identificar os doentes com elevado risco de NAFLD.

Causa da doença hepática gorda alcoólica

A doença alcoólica do fígado gordo é causada pelo consumo elevado de álcool. O fígado é afetado por uma quantidade elevada de álcool consumido e o processo de decomposição do álcool produz substâncias nocivas. Estas substâncias danificam as células do fígado e causam inflamação e uma diminuição do poder de defesa do organismo. Quanto mais álcool se bebe, maiores são os danos para o fígado.

Quem está em risco de contrair doenças do fígado?

A doença do fígado gordo é muito comum em pessoas com os seguintes problemas:

1. Diabetes tipo 2 e pré-diabetes;
2. Excesso de peso;
3. Pessoas de meia-idade ou mais velhas;
4. Brancos;
5. Elevada percentagem de gorduras no sangue, como o colesterol e os triglicéridos;
6. Tensão arterial elevada;
7. Tomar medicamentos como os corticosteróides e alguns medicamentos contra o cancro;
8. Algumas doenças metabólicas específicas, como a síndrome metabólica;
9. Algumas infecções específicas, como a hepatite C;

10.   Exposição a toxinas.

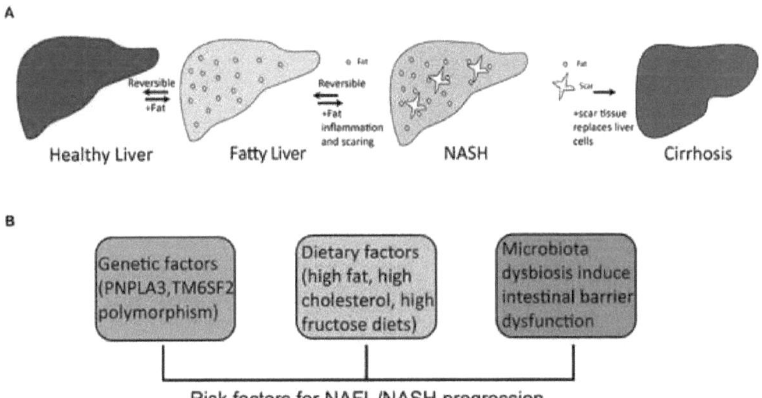

Figura 13. Patogénese, diagnóstico e tratamento da esteatohepatite não alcoólica

Doença hepática gorda não alcoólica

A doença hepática gorda não alcoólica é caracterizada pela acumulação excessiva de gordura no fígado. Este problema é um tipo de doença metabólica e, apesar de existirem alguns genes relacionados com a ocorrência de fígado gordo não alcoólico, o estilo de vida é um dos principais factores da sua ocorrência. O excesso de peso e a diabetes tipo 2, que são doenças relacionadas com o estilo de vida, estão associados a um risco acrescido de doença hepática gorda não alcoólica. Cerca de 25% da população mundial sofre de doença hepática gorda não alcoólica e encontra-se maioritariamente nos países ocidentais, no Médio Oriente e na América do Sul. Apesar do excesso de peso e da diabetes de tipo 2, este número atinge os 90 e os 60%. Por este motivo, foi identificada a causa mais comum de transplante de fígado (a hepatite C é a primeira causa). Um aspeto importante da doença hepática gorda não alcoólica é que, apesar desta doença, não se tem consciência da sua existência no corpo. Muitas pessoas com doença hepática gorda não alcoólica não apresentam sintomas. Neste caso, a pessoa será sensível à insulina, aumentará o risco de doenças cardiovasculares e aumentará o nível de fígado gordo. A doença hepática gorda não alcoólica pode evoluir para esteato-hepatite não alcoólica e, eventualmente, transformar-se em cirrose e, nos casos mais graves, em cancro do fígado.

A doença hepática gorda não alcoólica propriamente dita é classificada da seguinte forma

Fígado gordo não alcoólico

1. Não existem sintomas de inflamação do fígado;
2. Com a nova nomenclatura, esta disfunção metabólica está associada a um fígado esteatótico.

Esteato-hepatite não alcoólica (NASH)

1. Existem sinais de inflamação do fígado;
2. Com a nova nomenclatura, esta disfunção metabólica está associada a um fígado esteatótico.

A diferença entre fígado gordo alcoólico e não alcoólico

Na doença hepática gorda não alcoólica, ocorre uma acumulação de gordura no fígado, que não é causada pelo consumo de álcool. Esta acumulação de gordura e danos no fígado é semelhante ao que acontece na doença hepática gorda alcoólica, que está diretamente relacionada com quantidades elevadas de álcool. O consumo excessivo de álcool significa mais de um copo por dia para as mulheres e dois copos por dia para os homens. As doenças hepáticas gordas alcoólicas e não alcoólicas diferem entre si em muitos aspectos. Mas qual é a principal diferença entre fígado gordo alcoólico e não alcoólico?

Consumo de álcool

1. **Doença hepática gordurosa alcoólica:** Está diretamente relacionada com o consumo de álcool a longo prazo;

2. **Doença hepática gorda não alcoólica:** Não é causada pelo consumo de álcool, mas a causa da sua ocorrência é sobretudo factores metabólicos.

Causas de ocorrência

1. **Doença hepática gordurosa alcoólica:** Causada pelo consumo elevado de álcool;

2. **Doença hepática gorda não alcoólica:** Não é causada pelo consumo de álcool, mas muitos factores de risco como o excesso de peso, a diabetes e a síndrome metabólica provocam a sua ocorrência.

Factores de risco

1. **Doença hepática gordurosa alcoólica:** Está mais relacionada com o padrão de consumo de álcool;

2. **Doença hepática gorda não alcoólica:** Está relacionada com excesso de peso, resistência à insulina, colesterol elevado e factores genéticos.

Progressão da doença

1. **Doença alcoólica do fígado gordo:** Esta doença pode evoluir para problemas hepáticos graves, como a hepatite alcoólica e a cirrose;

2. **Doença hepática gorda não alcoólica:** Esta doença pode evoluir para esteato-hepatite não alcoólica e fibrose, cirrose e cancro do fígado.

Opções de tratamento

1. **Doença hepática gordurosa alcoólica:** O consumo de álcool deve ser completamente interrompido;

2. **Doença hepática gorda não alcoólica:** O tratamento centra-se em alterações do estilo de vida, perda de peso, dieta adequada, exercício físico e tratamento de doenças metabólicas subjacentes.

Sinais clínicos

1. **Doença hepática gordurosa alcoólica:** Início mais rápido da disfunção hepática devido a envenenamento por álcool;

2. **Doença hepática gorda não alcoólica:** É frequentemente assintomática nas fases iniciais e a inflamação e disfunção do fígado ocorrem mais tarde.

Prevalência

1. **Doença hepática alcoólica gorda:** É mais frequente em pessoas que consomem muito álcool;

2. **Doença hepática gorda não alcoólica:** É muito comum devido ao aumento da obesidade, do excesso de peso e da síndrome metabólica.

Características histológicas

1. **Doença hepática alcoólica gorda:** Na biópsia hepática podem ser detectados corpos hialinos alcoólicos ou Mallory;

2. **Doença hepática gordurosa não alcoólica:** A biópsia pode mostrar inflamação e fibrose que irá progredir para fibrose.

Prognóstico

1. **Doença alcoólica do fígado gordo:** Transforma-se rapidamente em lesões hepáticas graves se o consumo de álcool não for interrompido..;
2. **Doença hepática gorda não alcoólica:** A evolução da doença é diversa e, em alguns casos, é benigna e noutros evolui para doenças hepáticas graves.

Controlo de doenças

1. **Doença hepática gordurosa alcoólica:** Requer a eliminação completa do álcool para evitar a recorrência;
2. **Doença hepática gorda não alcoólica:** O controlo é estabelecido através da modificação do estilo de vida e do tratamento das doenças metabólicas subjacentes.

A diferença entre fígado gordo alcoólico e não alcoólico

1. Um fígado com 5 a 15% do seu peso total em gordura é designado por fígado gordo. Neste caso, é diagnosticada a doença do fígado gordo.
2. O fígado gordo pode não causar sintomas óbvios ou causar alguns sintomas, incluindo dor abdominal, inchaço abdominal, iterícia, náuseas, perda de apetite, fadiga, fraqueza e comichão.
3. A doença hepática gorda não alcoólica ocorre em pessoas que não consomem álcool, enquanto a doença hepática gorda alcoólica é causada pelo consumo elevado de álcool.

4. Nas pessoas que não consomem álcool em excesso, outras causas de fígado gordo incluem excesso de peso, resistência à insulina, níveis elevados de açúcar no sangue, níveis elevados de gordura, especialmente triglicéridos no sangue.

5. Uma dieta saudável para o fígado gordo deve incluir cereais integrais, como vegetais de folha verde escura, peixe rico em ómega 3, azeite, alimentos ricos em vitamina E, como sementes de girassol, amendoins e chá verde.

6. E os suplementos como os probióticos, o resveratrol, a curcumina, a vitamina E, a vitamina C e a vitamina D melhoram o estado do fígado gordo.

7. Além disso, a prática regular de exercício físico ajuda a manter a saúde e a reduzir a acumulação de gordura no fígado.

Formas de tratar o fígado gordo

O fígado é a maior glândula do corpo e o segundo maior órgão do corpo. A função do fígado é filtrar os alimentos e as bebidas que entram no corpo, o fígado retira as substâncias nocivas para o corpo e permite que as substâncias inofensivas para o corpo entrem nos outros órgãos do corpo. O fígado pode regenerar-se e restaurar-se de uma forma completamente natural e, se houver um problema no fígado, este perturba o seu funcionamento. É normal haver gordura no fígado de cada pessoa, mas se 5-10% do fígado contiver gordura, chama-se fígado gordo. Um fígado gordo causa um problema destrutivo no corpo, e um dos problemas que existem é que as pessoas com fígado gordo não têm quaisquer sinais e sintomas. Esta doença afecta cerca de 10-20% das pessoas na América, e esta estatística atingiu os 40% no Irão, o que constitui um sério aviso para os iranianos.

Tipos de doença do fígado gordo

1.   Existem dois tipos principais de doença do fígado gordo: a não alcoólica e a alcoólica;

2.   O fígado gordo também pode ocorrer durante a gravidez, embora seja pouco frequente.

Doença hepática gorda não alcoólica (NAFLD)

A doença hepática gorda não alcoólica (DHGNA) ocorre quando a gordura se acumula no fígado de pessoas que não bebem muito álcool. Se tiver um fígado gordo em excesso e não tiver um historial de consumo excessivo de álcool, pode ser-lhe diagnosticada uma doença hepática gorda não alcoólica. Se não houver inflamação ou outras complicações, a doença é conhecida como NAFLD simples. A esteato-hepatite não alcoólica (NASH) é um tipo de NAFLD que ocorre quando o excesso de gordura se acumula no fígado juntamente com a inflamação. Se não for tratada, a esteato-hepatite não alcoólica pode levar à cirrose. Em casos graves, esta complicação pode transformar-se em cirrose e insuficiência hepática. O seu médico pode diagnosticar esteato-hepatite não alcoólica se:

1.   Tem excesso de gordura no fígado e o seu fígado está inflamado;

2.   Não tem um historial de consumo excessivo de álcool.

Doença hepática alcoólica gorda (AFLD)

O consumo excessivo de álcool danifica o fígado. A doença hepática gorda alcoólica (DHGNA) é a primeira fase da doença hepática relacionada com o álcool. Se não houver inflamação ou outras complicações, esta doença é conhecida como fígado gordo alcoólico simples. A esteato-hepatite alcoólica (ASH) é um tipo de DHGNA. Ocorre quando a acumulação excessiva de gordura no fígado é acompanhada de inflamação, que também é conhecida como hepatite alcoólica. Se não for tratada corretamente, a ASH pode causar fibrose hepática. A cicatrização grave do fígado (cirrose) pode levar à insuficiência hepática. O seu médico pode diagnosticar a ASH se:

1. Tem excesso de gordura no fígado;
2. O fígado está inflamado;
3. Bebe demasiado álcool.

Fígado gordo agudo da gravidez (AFLP)

O fígado gordo agudo da gravidez (AFLP) ocorre quando o excesso de gordura se acumula no fígado durante a gravidez. Trata-se de uma complicação rara mas grave da gravidez. A causa exacta é desconhecida, embora a genética possa ser um fator. Quando a AFLP se desenvolve, surge normalmente no terceiro trimestre da gravidez. Se não for tratada, apresenta riscos graves para a saúde da mãe e do bebé. Se o seu médico diagnosticar AFLP, ele ou ela quererá fazer o parto do seu bebé o mais rapidamente possível. Poderá necessitar de cuidados de acompanhamento alguns dias após o parto. É provável que a saúde do seu fígado volte ao normal dentro de algumas semanas após o parto.

Quais são as causas da doença do fígado gordo?

Na doença do fígado gordo, o excesso de gordura é armazenado nas células do fígado e acumula-se aí. Vários factores podem causar esta acumulação de gordura. O consumo excessivo de álcool pode causar a DHGNA. O consumo excessivo de álcool pode alterar determinados processos metabólicos no fígado. Alguns destes produtos metabólicos podem combinar-se com ácidos gordos para formar gorduras que se podem acumular no fígado. Nas pessoas que não bebem muito álcool, a causa da doença do fígado gordo é menos clara. Nestas pessoas, é possível que o seu corpo esteja a produzir demasiada gordura ou a não metabolizar gordura suficiente. Um ou mais dos seguintes factores podem desempenhar um papel nas pessoas que não bebem muito álcool e desenvolvem doença do fígado gordo:

1.	Obesidade;

2.	A gravidez;

3.	Diabetes tipo 2;

4.	Síndrome metabólica;

5.	Resistência à insulina;

6.	Efeitos secundários de alguns tipos de medicamentos;

7.	Alguns tipos de infecções, como a hepatite C;

8.	Algumas doenças genéticas raras;

9.	Níveis elevados de gorduras, especialmente triglicéridos, no sangue.

Quais são os factores de risco?

O principal fator de risco para a DFA é o consumo de grandes quantidades de álcool. A fonte oficial do Centers for Disease Control and Prevention (CDC) define o consumo excessivo de álcool como

1.	15 ou mais bebidas por semana para os homens;

2.	8 ou mais bebidas por semana para as mulheres.

Uma fonte fiável de investigação demonstrou que os homens que consomem 40 a 80 gramas de álcool por dia e as mulheres que consomem 20 a 40 gramas de álcool por dia entre os 10 e os 12 anos de idade correm um risco acrescido de doença hepática grave relacionada com o álcool.

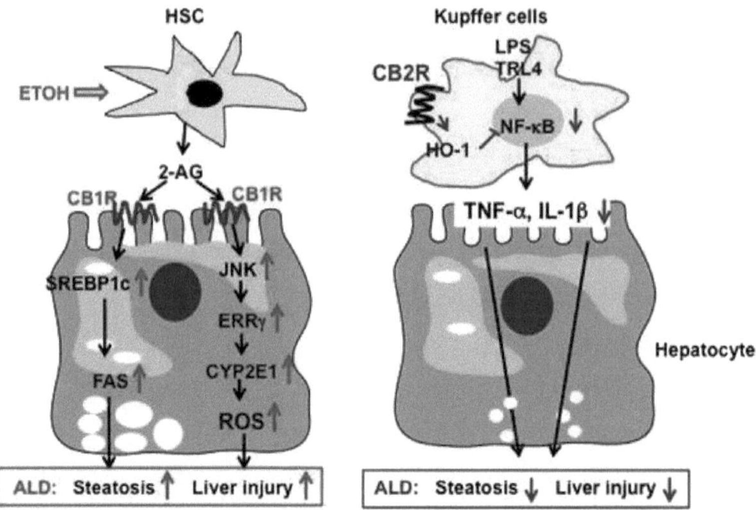

Figura 14. Dissecar o papel dos receptores CB1 nas doenças crónicas do fígado

Para além do consumo excessivo de álcool, outros factores de risco para a DFA incluem

1. Genética;

2. Obesidade;

3. Velhice;

4. Fumar;

5. História de algumas infecções, como a hepatite C.

Os principais factores de risco da NAFLD são

1. Velhice;

2. A gravidez;

3. Diabetes tipo 2;

4. Colesterol elevado;

5. Síndrome metabólica;

6. Triglicéridos elevados;

7.   Perda de peso rápida;

8.   Excesso de peso ou obesidade;

9.   Resistência à insulina;

10.   Apneia obstrutiva do sono;

11.   Exposição a algumas toxinas;

12.   Síndrome dos ovários poliquísticos (SOP);

13.   Ter um historial familiar de doença hepática;

14.   História de algumas infecções, como a hepatite C;

15.   Doenças genéticas raras, como a doença de Wilson ou a hipobetalipoproteinemia;

16.   Tomar alguns medicamentos como metotrexato (Trexall), tamoxifeno (Nolvadex) e amiodarona (Pacerone).

Lembre-se que ter factores de risco significa que corre um risco mais elevado de desenvolver doença do fígado gordo do que as pessoas sem factores de risco. Isto não significa que irá definitivamente desenvolver esta doença no futuro. Mas se tiver um ou mais factores de risco para a doença do fígado gordo, fale com o seu médico sobre estratégias de prevenção.

Diagnóstico do fígado gordo

Para diagnosticar o fígado gordo, o médico irá recolher a sua história clínica, efetuar um exame físico e pedir uma ou mais análises. Se o seu médico suspeitar que pode ter fígado gordo, é provável que lhe faça perguntas sobre

1. Alterações recentes no seu estado de saúde;

2. Consumo de álcool e outros hábitos de vida;

3. Qualquer medicação que esteja a tomar;

4. Antecedentes médicos familiares, incluindo eventuais antecedentes de doença hepática;

5. Quaisquer condições médicas especiais que possa ter;

6. Informe o seu médico se sentir fadiga, perda de apetite ou outros sintomas inexplicáveis.

Análises ao sangue

Em muitos casos, a doença do fígado gordo é diagnosticada após a elevação das enzimas hepáticas numa análise ao sangue. Por exemplo, o médico pode pedir um teste de alanina aminotransferase (ALT) e um teste de aspartato aminotransferase (AST) para verificar as enzimas hepáticas. Um aumento das enzimas hepáticas é um sinal de inflamação do fígado. A doença do fígado gordo é uma das causas potenciais da inflamação do fígado, mas não é a única causa. Se os resultados das análises forem positivos para enzimas hepáticas elevadas, o médico irá provavelmente pedir mais análises para identificar a causa da inflamação.

Exame físico

Para verificar se existe uma inflamação do fígado, o médico pode apalpar ou pressionar o abdómen. Se o fígado estiver aumentado, o médico pode senti-lo. No entanto, o fígado pode ficar inflamado sem aumentar de tamanho. O médico pode não ser capaz de dizer se o fígado está inflamado através da palpação.

Estudos imagiológicos

O seu médico pode utilizar um ou mais dos seguintes exames imagiológicos para verificar se existe excesso de gordura ou outros problemas hepáticos:

1. **Exame de ultrassom, tomografia computadorizada, ressonância magnética**

Podem também pedir um exame chamado elastografia transitória controlada por vibração (VCTE, Fibro Scan). Este exame utiliza ondas sonoras de baixa frequência para medir a rigidez do fígado e pode ajudar a verificar a existência de cicatrizes.

2. **Amostragem do fígado**

A biopsia hepática é considerada a melhor forma de determinar a gravidade da doença hepática. Durante uma biópsia hepática, o médico insere uma agulha no fígado e retira um pedaço de tecido para ser examinado. Ser-lhe-á administrado um anestésico local para reduzir a dor. Este exame pode ajudar a determinar se tem uma doença hepática gorda ou uma úlcera hepática.

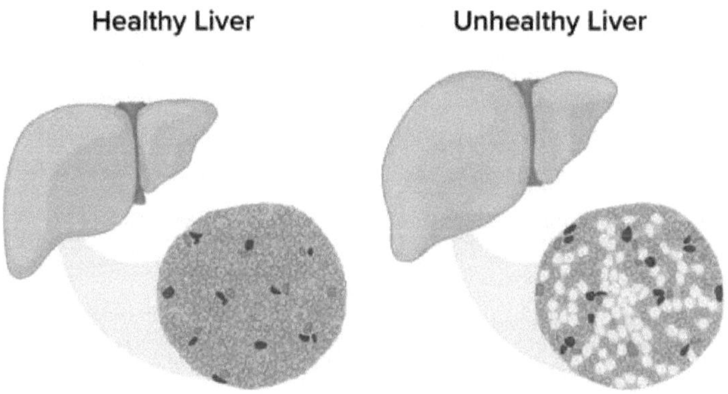

Figura 15. Fígado gordo: Sintomas, causas e tratamento

3. **Prevenção do fígado gordo**

Para prevenir a doença do fígado gordo e as suas possíveis complicações, é importante seguir um estilo de vida saudável. A adoção destas medidas também pode ajudar a melhorar a sua saúde geral. Algumas dicas gerais de prevenção incluem:

4. Controlo do peso;

5. Limitar ou evitar o consumo de álcool;

6. Pelo menos 30 minutos de exercício físico na maioria dos dias da semana;

7. Tomar medidas para controlar o açúcar no sangue, os níveis de triglicéridos e os níveis de colesterol;

8. Se sofre desta doença, siga o plano de tratamento recomendado pelo seu médico para a diabetes;

9. Faça uma dieta rica em nutrientes, com baixo teor de gorduras saturadas, gorduras trans e hidratos de carbono refinados.

Capítulo III

Patogénese da hepatite viral

A hepatite viral é, na verdade, um tipo de inflamação do fígado que ocorre devido a uma infeção viral. A inflamação é a resposta do tecido hepático à irritação ou aos danos causados por um vírus, o que geralmente provoca inchaço e danos nos tecidos. Há muitas razões para contrair hepatite, uma das quais é estar infetado com vírus da hepatite. A hepatite viral pode ser aguda (com uma duração inferior a seis meses) ou crónica (com uma duração superior a seis meses). As hepatites virais podem ser transmitidas de pessoa para pessoa, nomeadamente através de relações sexuais. Até à data, são conhecidos cinco tipos diferentes de vírus da hepatite, que são classificados pelas letras A a E:

Hepatite A: Esta forma de hepatite não conduz a uma infeção crónica e, geralmente, não provoca complicações graves. O fígado cura-se normalmente por si só dentro de alguns meses após a hepatite A. No entanto, em casos raros, ocorreram mortes por hepatite A devido a insuficiência hepática e algumas pessoas necessitaram de transplantes de fígado devido a uma infeção aguda por hepatite A. Este tipo de hepatite pode ser prevenido através da vacinação.

Hepatite B: Nos Estados Unidos, são notificados cerca de 22 000 novos casos de hepatite B por ano e cerca de 900 000 pessoas vivem atualmente com a doença. Cerca de 95% dos casos de hepatite B em adultos recuperam com o tratamento e não entram na fase crónica. No entanto, em alguns casos, a infeção pode tornar-se crónica e vitalícia. Quanto mais jovem se contrai a hepatite B, maior é a probabilidade de se tornar crónica. A hepatite B pode ser prevenida através da vacinação.

Hepatite C: Este tipo de hepatite é uma das causas mais comuns de doenças do fígado. Cerca de 75-85% dos doentes com hepatite C desenvolvem uma infeção crónica do fígado. Estima-se que 2,4 milhões de pessoas nos Estados Unidos tenham uma infeção crónica de hepatite C. Atualmente, não existe uma vacina para prevenir a hepatite C.

Hepatite D: A hepatite D só afecta as pessoas que já estão infectadas com o vírus da hepatite B. Se tiver sido vacinado contra a hepatite B, também será imune ao vírus da hepatite D.

Hepatite E: Este tipo de hepatite é transmitido pela ingestão de alimentos ou água contaminados. A hepatite E é comum em todo o mundo. Embora este tipo de hepatite viral tenha uma vacina, esta não está disponível na mesma proporção em diferentes países. Para além dos vírus mencionados, outros vírus como o CMV, o EBV e o HSV também podem causar hepatite. A maioria das pessoas com hepatite viral recupera espontaneamente ou após tratamento, e esta doença é frequentemente evitável. No entanto, as hepatites virais continuam a constituir um risco grave para a saúde, pois podem provocar

1. Destruir o tecido hepático;

2. Propaga-se facilmente de pessoa para pessoa;

3. Enfraquece o sistema imunitário;

4. Causa insuficiência hepática;

5. Conduzir ao cancro do fígado;

6. Em casos raros, pode causar a morte.

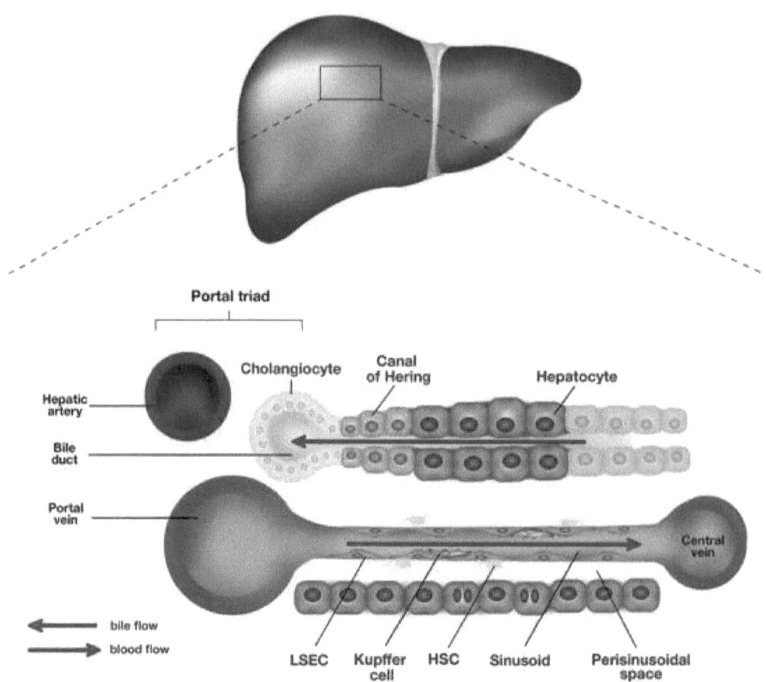

Figura 16. Patogénese da doença hepática crónica induzida por hepatite viral: Papel das Vesículas Extracelulares

Como é que a hepatite viral é transmitida?

A hepatite A pode ser transmitida através de alimentos ou água potável contaminados com fezes (esta é a chamada via fecal-oral). A hepatite A também pode ser transmitida através do contacto sexual.

Uma pessoa pode contrair hepatite B de várias formas, incluindo:

1. Sexo com uma pessoa infetada;

2. Utilização de seringas contaminadas e partilhadas;

3. Contacto direto com sangue infetado;

4. Picada de agulha ou ferimento causado pela cabeça da agulha;

5. Transmissão da mãe grávida para o feto;

6. Exposição a secreções e fluidos de pessoas infectadas.

Existe a possibilidade de transmissão do vírus da hepatite B de uma mãe grávida para o seu filho durante o parto ou a amamentação. Por isso, todas as mulheres grávidas devem fazer o teste da hepatite B durante a gravidez. Nas 12 horas seguintes ao nascimento, os bebés nascidos de mães com hepatite B são tratados com anticorpos contra a hepatite B e com a vacina contra a hepatite B. As formas de transmissão da hepatite C são as seguintes:

1. Utilização de seringas contaminadas e partilhadas;

2. Contacto direto com sangue infetado;

3. Ferimento causado pela cabeça da agulha;

4. Sexo com uma pessoa infetada.

A transmissão do vírus da hepatite através de produtos sanguíneos é muito rara porque atualmente os produtos sanguíneos são testados para a hepatite B e C e é pouco provável que uma pessoa contraia hepatite ao recebê-los. A hepatite D também ocorre das seguintes formas:

1. Transmissão da mãe para o bebé durante o parto;

2. Contacto com fluidos corporais ou sangue contaminado;

3. Uma pessoa só pode contrair hepatite D se também tiver hepatite B. A infeção por hepatite E ocorre através da ingestão de alimentos ou de água contaminada com o vírus (via fecal-oral). Existe também a possibilidade de transmissão através do consumo de alimentos não cozinhados, como carne crua e marisco contaminado. A prevalência da hepatite E é normalmente baixa, mas é mais frequente nalgumas zonas que não se encontram em boas condições sanitárias, pelo que viajar para essas zonas pode ser perigoso, especialmente para as mulheres grávidas.

Quais são os sintomas da hepatite viral?

Os sintomas mais comuns da hepatite viral são:

1.   Urina escura;

2.   Dor abdominal;

3.   Pele amarela e olhos brancos (iterícia);

4.   Fezes pálidas;

5.   Febre baixa;

6.   Perda de apetite;

7.   Fadiga;

8.   Problemas de estômago;

9.   Dor nas articulações.

Se sentir algum dos sintomas mencionados, consulte um médico o mais rapidamente possível.

Como é diagnosticada a hepatite viral?

Em primeiro lugar, o médico examina os sintomas clínicos e, se necessário, e se a pessoa for suspeita de hepatite, são prescritas análises ao sangue, como o teste da hepatite e exames imagiológicos.

Quem está em risco de contrair hepatite viral?

Nas seguintes condições, a probabilidade de contrair hepatite viral aumenta:

1.   Toxicodependentes de drogas injectáveis;

2.   Sexo oral e anal desprotegido;

3.   Parceiros sexuais múltiplos e relações de risco;

4.   A dependência do álcool;

5.   Alimentação incorrecta;

6.   Trabalhar num hospital ou num lar de idosos;

7.   Diálise de longa duração;

8.   Viver em zonas com más condições sanitárias.

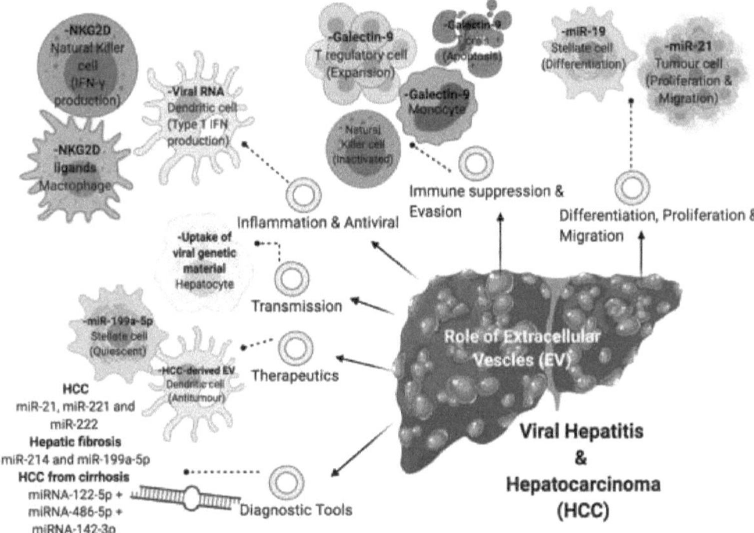

Figura 17. Patogénese da doença hepática crónica induzida por hepatite viral: Papel das Vesículas Extracelulares

Como se proteger da hepatite viral?

Ao observar os pontos seguintes, a probabilidade de contrair hepatite será reduzida:

1.   Receber a vacina contra a hepatite A e a hepatite B;

2.   Utilização de preservativos nas relações sexuais;

3.   Não utilizar uma seringa comum;

4.   Respeito total pela higiene pessoal, como lavar as mãos com água e sabão;

5.   Não utilizar os objectos pessoais de pessoas infectadas;

6.   Precauções a ter quando se faz uma tatuagem ou um piercing;

7. Observância de medidas preventivas quando se viaja para zonas com más condições de higiene;

8. Utilizar água mineral durante a viagem.

Existe uma vacina para a hepatite viral?

Existem vacinas contra a hepatite A e a hepatite B, mas não foi desenvolvida nenhuma vacina contra a hepatite C. Além disso, a vacina contra a hepatite B pode protegê-lo contra a hepatite D. Atualmente, as vacinas contra a hepatite E estão aprovadas em alguns países. É claro que estas vacinas são raras em muitos países.

Qual é a perspetiva a longo prazo para a hepatite viral?

Normalmente, as hepatites A e E só causam infecções agudas de curta duração e o organismo é capaz de as superar. Outros tipos de hepatite, incluindo a B, a C e a D, também podem causar infecções agudas, mas por vezes podem levar a infecções crónicas e de longa duração. Os tipos crónicos são mais perigosos e mais susceptíveis de provocar complicações graves. Na maioria dos casos, mesmo que demore alguns meses, o vírus é completamente eliminado do organismo.

As hepatites virais agudas causadas por 5 vírus conhecidos são a hepatite A (HAV), (HBV) B, (HCV) C, HDV (D) e (HEV) E. As hepatites A e E são também chamadas hepatites infecciosas, que se propagam através das fezes e da boca e são causadas em condições de vida pouco higiénicas, sendo completamente contagiosas e podendo ser epidémicas ou isoladas. São auto-limitadas e não se tornam crónicas. As hepatites B, C e D são denominadas hepatites serosas e a sua transmissão faz-se por via não digestiva e, menos frequentemente, por contacto sexual. Não é altamente contagiosa e afecta os indivíduos individualmente e raramente ocorre como uma epidemia. Nos adultos, 10% da hepatite B aguda torna-se crónica e 80% da hepatite C aguda torna-se crónica. Pontos importantes sobre a hepatite B. A gama de sintomas clínicos na hepatite B aguda e crónica varia desde a forma assintomática até à hepatite fulminante, cirrose e carcinoma hepatocelular. Cerca de 70% da hepatite aguda manifesta-se como hepatite assintomática ou sintomas clínicos breves, e apenas 30% dos doentes se manifestam como iterícia clara. As complicações da hepatite B crónica podem propagar-se desde um portador inativo até à cirrose, insuficiência hepática, carcinoma hepatocelular, complicações extra-hepáticas e morte. Se a taxa de alcoolémia for superior a 10 ml/dl e durar mais de 4 semanas após o início dos sintomas, recomenda-se o tratamento com medicamentos nucleósidos ou nucleótidos. São utilizados medicamentos nucleótidos-nucleósidos, incluindo lamiudina, adefovir, entecavir, tetofovir e telvudina. A hepatite C manifesta-se de duas formas: hepatite aguda e hepatite crónica.

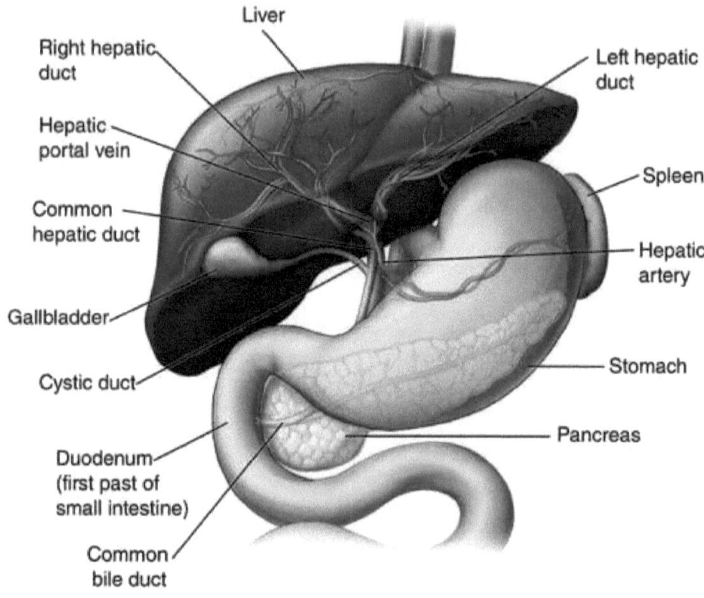

Figura 18. Fisiopatologia da hepatite viral

A hepatite aguda é frequentemente assintomática e, em caso de sintomas clínicos, desaparece em poucas semanas. A hepatite aguda raramente causa insuficiência hepática. O risco de hepatite crónica após a fase aguda é muito elevado. Em 80 a 100% dos doentes, o ARN do VHC permanece positivo e em 60 a 80%, as enzimas hepáticas permanecem elevadas. A maioria dos doentes com hepatite C crónica é assintomática ou apresenta sintomas inespecíficos breves. As suas complicações podem ir desde a hepatite crónica até à cirrose, carcinoma hepatocelular, insuficiência hepática e morte. O tratamento seletivo em caso de indicação (IFNα2α Pegasys+ Ribavirina é utilizado durante 24 a 48 semanas, dependendo do genótipo do vírus, respetivamente.

Os seus sintomas são ilustrados juntamente com a prevenção, as formas de transmissão e com um relatório de doentes com hepatite. Na segunda parte, são brevemente apresentadas as complicações da hepatite, o exame físico à cabeceira dos doentes, as indicações de hospitalização e o seu tratamento.

O que é a hepatite A?

Este tipo de hepatite é causado pelo vírus da hepatite A. Depois de contrair este vírus, o fígado fica inchado e doloroso. Este tipo de hepatite é o tipo mais ligeiro desta doença, que não se encontra entre as doenças perigosas. A hepatite A é uma doença contagiosa que se transmite facilmente de uma pessoa doente para outras.

Formas de transmissão da hepatite A

O vírus da hepatite A é transmitido através da boca ou das fezes. Este vírus entra primeiro no intestino através dos alimentos ou da água e multiplica-se aí. O vírus entra no fígado através do intestino, onde se multiplica novamente e causa inchaço do fígado. Em seguida, estes vírus entram na vesícula biliar através do fígado e através das secreções biliares, entram novamente no intestino e deixam o corpo e transportam a contaminação para o ambiente exterior. As formas de transmissão deste vírus incluem:

1. Beber água contaminada;
2. Comer alimentos contaminados;
3. Contacto com uma pessoa infetada;
4. Má higiene.

Quais são os sintomas da hepatite A?
Sintomas de hepatite nas mulheres

Uma pessoa que sofre de hepatite A tem sintomas que devem ser vistos por um médico e afastados dos outros membros da família e das pessoas que a rodeiam.

1.	Vómitos súbitos e muito fortes;

2.	Sentir-se confuso e com sono;

3.	Irritabilidade;

4.	Amarelecimento da pele;

5.	Febre;

6.	Dor na parte inferior do abdómen;

7.	Urina escura;

8.	Dores musculares.

O que é importante sobre a hepatite A é o facto de esta doença aparecer sem sintomas em muitas pessoas, especialmente em crianças. Nesta situação, o doente transmite facilmente este vírus a outras pessoas. Mas como este tipo de hepatite não é perigoso, a pessoa recupera gradualmente.

Tratamento da hepatite A

A hepatite A é uma doença ligeira que não necessita de tratamento especial. Mas se o doente estiver desidratado devido à febre alta e aos vómitos, o médico pode recomendar o internamento durante um curto período de tempo. Normalmente, para tratar esta doença, recomenda-se o seguinte

1.	Descanso suficiente;

2.	Dieta saudável;

3.	Deixar de beber álcool.

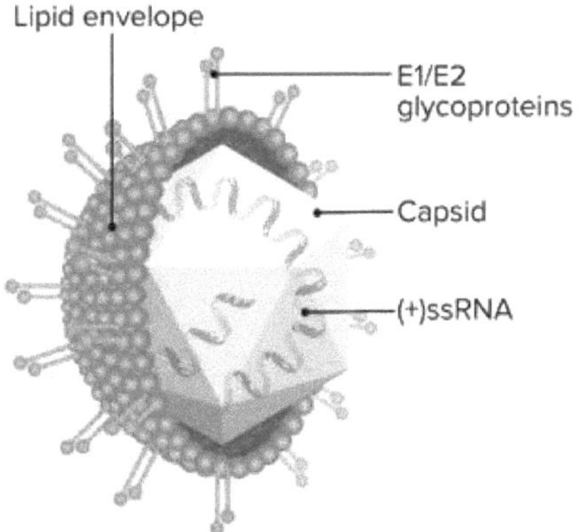

Figura 19. Vírus da hepatite C

Métodos de prevenção da hepatite A

Para prevenir a hepatite A, deve prestar atenção a determinados aspectos:

1. Lavar as mãos com água morna e sabão depois de usar a casa de banho;

2. Lavar as mãos com água morna e sabão antes e depois de cozinhar;

3. Lavagem cuidadosa de frutas e legumes, especialmente se forem consumidos crus;

4. A injeção da vacina contra a hepatite A na infância, que protege a pessoa de contrair esta doença até aos 20 anos de idade.

O que é a hepatite B?

Esta doença é causada pelo vírus da hepatite B. Este tipo de hepatite é mais comum do que o tipo A. A diferença entre esta doença e a hepatite A é que a hepatite B é transmitida apenas através do sexo. Este tipo de hepatite ocorre tanto na forma aguda como na forma crónica.

Hepatite B aguda

A hepatite B aguda é um tipo de doença de baixo risco e ligeiro. Neste tipo de doença, são necessários cerca de 6 meses desde o momento da infeção até à conclusão do período de recuperação. Após a recuperação, o corpo fica completamente livre deste vírus. Neste tipo de hepatite, o fígado não é danificado.

Hepatite B crónica

A hepatite B crónica é uma doença grave e mais perigosa. Neste tipo de doença, o vírus permanece no organismo durante mais de 6 meses. De facto, o sistema imunitário do organismo não consegue combater este vírus. A hepatite B crónica manifesta-se de duas formas:

1.   Hepatite B crónica ativa

Neste caso, o fígado fica inflamado e as suas células são destruídas. O elevado número de vírus e a sua atividade no organismo provocam vários sintomas no doente. Neste caso, o doente necessita de tratamento.

2.   Hepatite B crónica inativa

Neste caso, o vírus não está ativo no organismo e permanece no corpo durante mais de 6 meses. Neste tipo de doença, o vírus não danifica as células do fígado. O doente com esta doença não apresenta quaisquer sintomas exteriores. Mesmo a hepatite B crónica inativa pode permanecer no corpo para o resto da vida e o vírus cria uma coexistência pacífica com o corpo do hospedeiro. Uma vez que é possível transformar a hepatite B crónica inativa num tipo ativo, é preferível que, se o teste da hepatite for positivo, a pessoa procure tratamento para a sua doença.

Formas de transmissão da hepatite B

3.   Contacto sexual;

4.   Transmissão da mãe para o bebé;

5.   Transmissão através de instrumentos cortantes, como agulhas de seringas, especialmente em hospitais.

Prevenção da hepatite B

Para prevenir a doença da hepatite B, o fator mais importante é praticar sexo seguro. Para além deste fator principal, são também recomendadas outras coisas:

1.   Vacinação de recém-nascidos;

2.   Vacinação dos viajantes internacionais que entram no país a partir de zonas com um elevado nível de pandemia do vírus da hepatite;

3.   Abster-se de comportamentos sexuais de risco;

4.   Cuidados de saúde necessários em todos os domínios.

Tratamento da hepatite B

O diagnóstico da hepatite B é efectuado através de uma biópsia do fígado ou através de um fibro scan. O fibro scan mostra o nível de inflamação e o envolvimento das células do fígado e é mais fácil do que o método de biopsia. Para o tratamento da hepatite B, para além do tratamento medicamentoso, recomenda-se também uma dieta com legumes e sem açúcar e gordura.

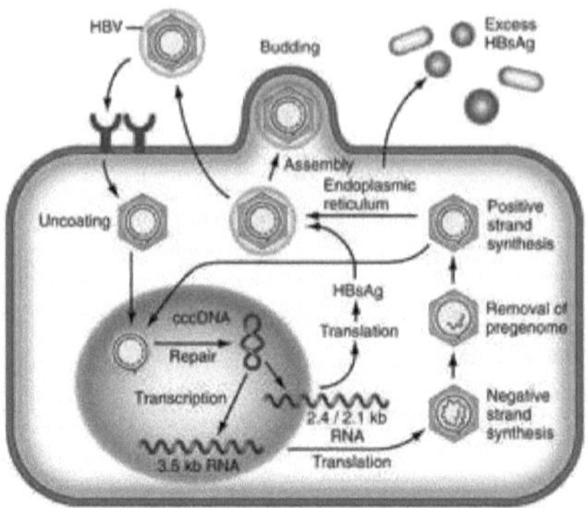

Figura 24. Hepatite B e D

O que é a hepatite C?

A hepatite C é também conhecida como doença do VHC. Este tipo de hepatite é um dos tipos mais comuns de hepatite. Nesta doença, a presença do vírus da hepatite C no organismo provoca uma inflamação no fígado com a reação do sistema imunitário do organismo. O problema da hepatite C é que permanece silenciosa dentro do fígado e provoca gradualmente a morte das células hepáticas. Para além de destruir as células do fígado, o vírus da hepatite C também provoca úlceras no fígado. A estas feridas dá-se o nome de cirrose. Após esta fase, o doente sofre de cirrose hepática. Desta forma, as células do fígado são lentamente destruídas e, com o passar do tempo, a pessoa contrai cancro do fígado.

Sintomas da hepatite C

Dissemos que a hepatite C é uma doença silenciosa e assintomática. Normalmente, na maioria dos casos, as pessoas descobrem esta doença no seu corpo por acaso e durante uma análise ao sangue. Mas esta doença está por vezes associada a sinais e sintomas que fazem soar o alarme para os doentes:

1. Dor nas articulações;

2. Diminuição do apetite e fadiga;

3. Escurecimento da urina;

4. Perda de peso súbita;

5. Inchaço do abdómen e das pernas;

6. Comichão intensa na pele;

7. Dores abdominais, especialmente na parte direita do abdómen;

8. Febre;

9. Amarelecimento dos olhos;

10. Fezes coloridas.

Formas de transmissão da hepatite C

A hepatite C é causada pela penetração no sangue de uma pessoa. Ao contrário do tipo A, esta doença não é transmitida através do contacto com uma pessoa infetada ou através da boca e dos alimentos. Mesmo a transmissão deste vírus através da mãe para o bebé tem sido raramente observada. As formas de transmissão do vírus para o sangue incluem:

1. Contacto com sangue contaminado de qualquer forma;

2. A utilização de agulhas partilhadas entre os toxicodependentes de drogas injectáveis;

3. Através de transfusão de sangue para a pessoa;

4. Através de um órgão de um dador infetado;

5. Através de sexo de risco.

Formas de prevenção da hepatite C

A hepatite C, tal como muitas doenças, não tem vacina. Por este motivo, é necessário evitar que este vírus entre no organismo através de métodos de prevenção.

1. Não utilizar uma seringa comum;
2. Utilização de luvas médicas pelo pessoal de tratamento nos centros médicos;
3. Assegurar a saúde e a limpeza das agulhas nos centros de acupunctura e de tatuagem;
4. Não ter relações sexuais de risco;
5. Utilização de acessórios pessoais em salões de cabeleireiro e centros de estética;
6. Não receber sangue de centros não reconhecidos.

Tratamento da hepatite C

A hepatite C não se manifesta muito cedo. Mas se uma pessoa detetar acidentalmente a presença desta doença no seu corpo, o médico encaminha o doente para um exame genético do vírus. Para além do teste da hepatite e do teste genético, o médico também recolhe amostras do fígado para medir a evolução da doença. De seguida, inicia-se o tratamento desta doença:

1. Terapêutica medicamentosa da hepatite

A primeira forma de tratamento é a utilização de medicamentos antivirais. Com este método, obtêm-se melhores resultados com menos efeitos secundários. A terapêutica medicamentosa é utilizada nos casos em que o vírus da hepatite C não provocou grandes danos no fígado.

2. Transplante de fígado no tratamento da hepatite

Em caso de danos graves no fígado e de destruição das células hepáticas, não há outra opção senão o transplante de fígado. Ou seja, o médico substitui o fígado doente por um fígado saudável. Mas o problema é que, por vezes, com o transplante e a substituição do fígado, a doença pode não desaparecer e existe a possibilidade de recorrência. Neste caso, o médico utiliza também medicamentos antivirais.

3.   Problemas mentais após a hepatite C

Uma das complicações mais comuns da hepatite C são os problemas mentais que muitos doentes enfrentam. Em doenças como a SIDA e a hepatite C, o doente enfrenta muita tristeza e desespero. Para além desta complicação, a pessoa também se sente culpada e inútil. A relutância em ter relações sexuais e o afastamento das pessoas são outras coisas que estes doentes enfrentam. Por esta razão, estes doentes são propensos a pensar em suicídio ou noutras acções loucas. Para além do tratamento físico, o médico deve também ter um plano para o tratamento mental dos doentes com hepatite C.

O que é a hepatite E?

Este tipo de hepatite também é causado pela ingestão de alimentos contaminados com o vírus. A transmissão desta doença faz-se através da boca e das fezes. A hepatite E também não tem tratamento específico. Esta doença não é perigosa e cura-se com o tempo, com repouso e alimentação correcta. Nesse tipo de doença, ao observar os sintomas da hepatite em gestantes, a paciente deve ficar sob cuidados médicos para evitar possíveis problemas.

O que é a hepatite alcoólica?

Como se depreende do nome desta doença, este tipo de hepatite é um dos efeitos do abuso do álcool. O álcool provoca danos no tecido hepático ao longo do tempo e, ao destruir as células, causa insuficiência hepática e cirrose hepática.

O que é a hepatite autoimune?

Este tipo de hepatite ocorre quando o sistema imunitário do corpo, por qualquer razão, reconhece o fígado como um órgão nocivo para o corpo e o ataca. Esta doença é mais comum nas mulheres do que nos homens. Para tratar esta doença, o médico utiliza medicamentos que suprimem o sistema imunitário do organismo.

Quando é que devemos consultar um médico?

Em muitos tipos de hepatite, o vírus vive sem sintomas no corpo do doente e, com o tempo, desaparece ou danifica os tecidos do fígado. Por esta razão, os médicos recomendam exames anuais às pessoas que estão expostas a esta doença. Sintomas como:

4.	Fezes claras;

5.	Urina escura;

6.	Dores abdominais graves;

7.	Pele amarela;

8.	Perda de apetite e perda de peso acentuada sem motivo aparente;

9.	Sintomas semelhantes aos da gripe.

Muitos destes sintomas podem ser um sinal de outra doença. Ao examinar todos os sintomas do doente com uma análise ao sangue, o médico apercebe-se da presença do vírus da hepatite no organismo e inicia o tratamento determinando o tipo de doença.

Capítulo IV

Hepatite autoimune

A hepatite autoimune, tal como outros tipos de hepatite, causa uma inflamação crónica do fígado, com a diferença de que a hepatite autoimune é causada pelo sistema imunitário do organismo que ataca o fígado e não por um vírus ou álcool.

A hepatite autoimune é um tipo de doença crónica e não infecciosa em que o sistema imunitário ataca as células saudáveis do fígado e provoca uma inflamação contínua. O resultado desta inflamação do fígado é a ulceração, a cirrose e a insuficiência hepática. Os cientistas ainda não identificaram a causa exacta do ataque do sistema imunitário ao fígado, mas acreditam que a hepatite autoimune é o resultado de um desequilíbrio no sistema imunitário do organismo. A hepatite autoimune é uma doença crónica do fígado que começa com um erro no sistema imunitário do corpo. O sistema imunitário do organismo provoca uma inflamação (hepatite) ao enviar anticorpos para o tecido hepático. Estes anticorpos deveriam normalmente atacar as infecções do tecido hepático, mas no caso da hepatite autoimune, o sistema imunitário do corpo ataca erradamente as células saudáveis do fígado.

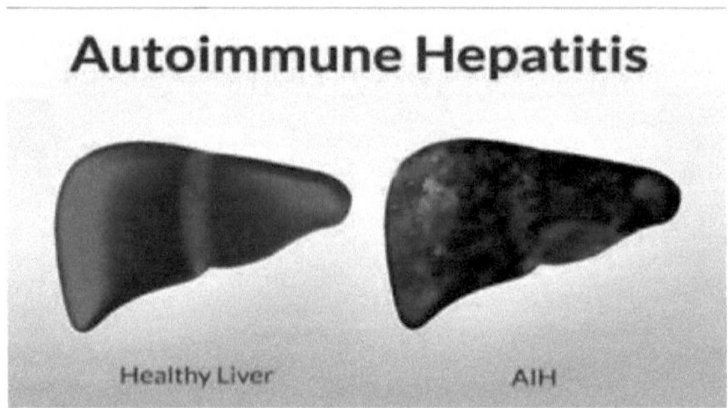

Figura 21. Hepatite autoimune

Tipos de hepatite autoimune

Existem dois tipos de hepatite autoimune que os cientistas distinguem com base em diferentes anticorpos no teste de anticorpos. Estes incluem:

1.   Tipo 1

Este tipo de doença autoimune também é chamado de hepatite clássica, que é mais comum e frequentemente observada em adolescentes ou adultos. Este tipo de anticorpo ataca maioritariamente as células musculares lisas do fígado. Devido à semelhança dos sintomas clínicos do anticorpo tipo 1 com o lúpus eritematoso sistémico, também é conhecida como hepatite lúpica.

2.   Tipo 2

O anticorpo do tipo 2 é frequentemente mais grave e ocorre raramente. Mas deve saber que este tipo de hepatite surge mais cedo na infância e progride mais rapidamente. Os anticorpos da hepatite tipo 2 atacam uma proteína da célula hepática chamada citocromo.

A hepatite autoimune é contagiosa?

A hepatite autoimune é uma doença não infecciosa, crónica e autoimune. Os vírus contagiosos causam frequentemente a hepatite A, C ou B. Porque a referida hepatite é uma infeção e as infecções podem propagar-se facilmente. Mas a hepatite autoimune não é uma infeção e não pode ser transmitida a outras pessoas.

Quão comum é a hepatite autoimune?

Este tipo de hepatite é uma doença rara e a sua prevalência exacta não é conhecida. A investigação demonstrou que a hepatite autoimune pode afetar todos os grupos raciais e étnicos, mas, até à data, esta doença afectou uma percentagem muito pequena da população europeia. No entanto, com base nos dados disponíveis, deve dizer-se que a prevalência da hepatite autoimune é 4 vezes mais elevada nas mulheres do que nos homens. A idade média de início da hepatite autoimune do tipo 1 situa-se entre os 15 e os 40 anos e a do tipo 2 entre os 4 e os 14 anos.

Vírus eficazes na causa da hepatite autoimune

Se tiver um historial das seguintes doenças, a possibilidade de contrair hepatite autoimune aumenta:

3. Herpes;

4. Sarampo;

5. Hepatite A, B, C, D ou E;

6. Mononucleose (vírus Epstein-Barr).

Doenças auto-imunes associadas à hepatite autoimune

A maioria das pessoas com esta doença tem problemas nos canais biliares.

1. Colangite biliar primária (CBP);

2. Colangite esclerosante primária (PSC).

Estes dois tipos de doenças auto-imunes estão incluídos na categoria de hepatite autoimune. Mas, em geral, qualquer tipo de doença autoimune que já exista pode aumentar a probabilidade de contrair este tipo de doença. Parece que a inflamação crónica numa área do corpo pode causar inflamação noutra área. Por isso, os cientistas acreditam que 25-50% das pessoas com hepatite autoimune sofrem de outra doença autoimune durante a sua vida.

Outras doenças auto-imunes associadas à hepatite autoimune incluem

1. Diabetes tipo 1;

2. Doença celíaca;

3. Artrite reumatoide;

4.   Doença inflamatória intestinal.

Medicamentos que estimulam a hepatite autoimune

1.   Isoniazida (antibiótico);

2.   Minociclina (para o acne);

3.   Atrovastatina (para o colesterol elevado);

4.   Nitrofurantoína (para infecções do trato urinário).

A causa da hepatite autoimune

Há vários factores envolvidos nesta doença. O primeiro fator suspeito parece ser certos genes que predispõem a certas doenças auto-imunes. Mas nem todas as pessoas têm hepatite autoimune apesar destes genes, ou todas as pessoas que têm hepatite autoimune não têm necessariamente os genes mencionados. Outros factores eficazes incluem factores não genéticos, como os factores ambientais. Os factores ambientais são toxinas ou eventos que sobrecarregam o sistema imunitário. Neste caso, existe a possibilidade de uma resposta imunitária hiperactiva, que normalmente conduz a uma doença autoimune crónica. Certos medicamentos e infecções virais podem ser exemplos de factores desencadeantes associados à hepatite autoimune. Além disso, as pessoas com outras doenças auto-imunes são mais susceptíveis a este tipo de hepatite.

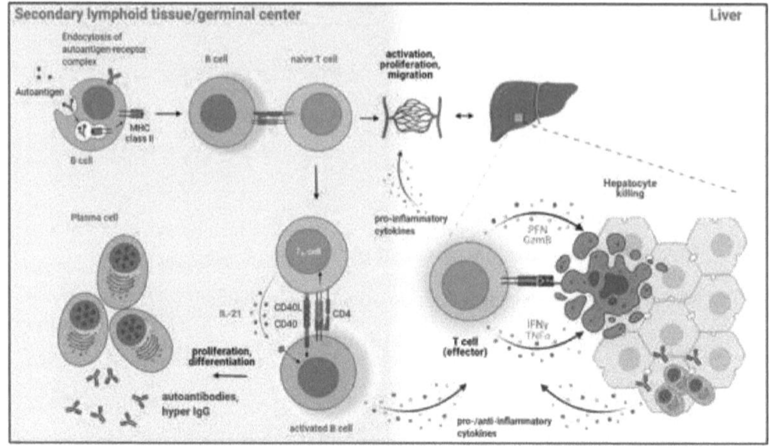

Figura 22. Potenciais papéis das células B na patogénese

Sintomas da hepatite autoimune

Muitas pessoas com hepatite autoimune não apresentam sintomas. Nestes casos, o médico descobre a doença ao verificar os resultados de outros exames. Por isso, pode dizer-se que os sintomas aparecem ao longo do tempo e após o início do efeito sobre a função hepática.

Os primeiros sintomas incluem

1. Acne;

2. Fadiga;

3. Dor nas articulações;

4. Erupção cutânea;

5. Dor ou desconforto abdominal;

6. Perda da menstruação;

7. Abdómen inchado ou fígado aumentado;

8. Acumulação de líquido no abdómen ou nos braços e pernas;

9. Vasos sanguíneos anómalos na pele (angioma em aranha).

Tratamento da hepatite autoimune

Para tratar este tipo de hepatite, são utilizados medicamentos para suprimir ou reduzir a atividade do sistema imunitário. Neste caso, o ataque do sistema imunitário às células saudáveis do fígado pode ser interrompido.

Os medicamentos eficazes incluem

1. Corticosteróides (doses elevadas acalmam a inflamação e suprimem o sistema imunitário);
2. Prednisona/Prednisona (o medicamento mais comum para a hepatite autoimune, mas tem efeitos secundários elevados);
3. Azatioprina/zatioprina (este medicamento é prescrito juntamente com esteróides para suprimir o sistema imunitário).

A hepatite autoimune não pode ser completamente curada, mas pode ser controlada com medicação e colocada em remissão.

Os medicamentos para a hepatite autoimune têm efeitos secundários?

Algumas pessoas sentem efeitos secundários quando tomam medicamentos para o tratamento da hepatite autoimune. Ao observar os seguintes sintomas, não se esqueça de informar o seu médico sobre a sua ocorrência:

1. Diabetes;
2. Visão turva;
3. Pancreatite;
4. Tensão arterial;
5. Infeção recorrente;
6. Erupção cutânea;
7. Hematomas e hemorragias;

8. Depressão e ansiedade;

9. Náuseas e vómitos;

10. Disfunção renal;

11. Osteoporose (osteopenia);

12. Aumento do apetite e do peso.

O resultado de uma hepatite autoimune

A hepatite autoimune é uma doença hepática grave, crónica e não infecciosa que, em muitos casos, não tem cura, mas melhora. A maioria das pessoas sofre de efeitos secundários dos medicamentos durante o período de tratamento e pode viver uma vida normal seguindo uma dieta rica em fibras e mantendo a sua imunidade.

Como é que sabemos que temos uma hepatite autoimune?

As suas análises ao sangue revelam um nível elevado de enzimas hepáticas AST, ALT e de anticorpos como a SMA, ANA.

A hepatite autoimune é uma doença grave?

Sim. Se não for tratada, tornar-se-á mais grave com o tempo, o que levará a cirrose e insuficiência hepática.

A hepatite autoimune pode ser tratada?

Não há cura para esta doença, mas pode ser controlada com medicação para entrar em recuperação.

Esperança de vida dos doentes com hepatite autoimune

Em caso de diagnóstico precoce da hepatite autoimune e de tratamento atempado, o fígado inicia o processo de recuperação e pode regenerar-se novamente. Neste caso, os sintomas da doença diminuem gradualmente e a função hepática aproxima-se do normal. É claro que, mesmo com o tratamento da inflamação, o doente tem de estar sob os cuidados de um médico para o resto da sua vida. Por vezes, para controlar a inflamação, é necessário que o doente tome medicamentos para toda a vida. Nas décadas passadas, a hepatite autoimune era considerada uma doença fatal com um mau prognóstico. Felizmente, hoje em dia, com a disponibilidade de medicamentos eficazes, incluindo corticosteróides, o curso da doença mudou. Por conseguinte, o diagnóstico rápido da doença e o início do tratamento são vitais para evitar complicações hepáticas.

Quais são os sintomas da hepatite autoimune?

Alguns dos seguintes sintomas podem ocorrer em pessoas com hepatite autoimune:

1.   Sinto-me exausto;

2.   Dor nas articulações;

3.   Náuseas;

4.   Perda de apetite;

5.   Dor abdominal na zona do fígado;

6.   Amarelecimento dos olhos e da pele;

7.   Escurecimento da urina;

8.   Alteração da cor das fezes.

Os sintomas da hepatite autoimune variam de ligeiros a graves. Algumas pessoas com hepatite autoimune não apresentam sintomas. Nestes casos, os médicos descobrem acidentalmente esta complicação através de exames de controlo ou de análises ao sangue prescritas para outros problemas. As pessoas que são assintomáticas na altura do diagnóstico estão normalmente nas fases iniciais da doença e, se não forem tratadas, irão apresentar complicações e sintomas relacionados com a hepatite autoimune num curto espaço de tempo. Algumas pessoas com hepatite autoimune não apresentam sintomas até desenvolverem cirrose hepática. Se o tecido do fígado estiver envolvido e se formarem cicatrizes, os sintomas serão os seguintes:

1. Pontos fracos;
2. Perda de peso significativa;
3. Inchaço abdominal causado pela acumulação de líquidos no corpo;
4. Inchaço das pernas;
5. Comichão na pele;
6. Icterícia.

Qual é a causa da hepatite autoimune?

A causa exacta desta doença não é conhecida, mas estudos mostram que alguns genes estão envolvidos em pessoas que sofrem de doenças auto-imunes, como a hepatite autoimune, e são a causa do desencadeamento do sistema imunitário contra as células do fígado. As pessoas que têm estes genes no seu genoma são propensas a desenvolver uma reação autoimune. Para além dos genes, alguns estímulos ambientais também desempenham um papel na hepatite autoimune. Estes estímulos incluem infecções virais e determinados medicamentos. Alguns medicamentos podem causar lesões hepáticas semelhantes às da hepatite autoimune. Nestes casos, a lesão hepática desaparece com a paragem do medicamento. Os medicamentos mais conhecidos que causam hepatite autoimune incluem a minociclina para o acne e a nitrofurantoína para infecções do trato urinário.

A hepatite autoimune é perigosa? De acordo com o site my.clevelandclinic, nas pessoas com hepatite autoimune, o sistema imunitário considera erradamente que o tecido e as células saudáveis do fígado são células infectadas e produz anticorpos para as destruir, dirigindo a reação de ataque para essas células. Neste caso, o fígado fica inflamado, o que se designa por hepatite. Se este problema não for tratado, pode levar a uma cirrose (cicatriz) e, finalmente, a uma insuficiência hepática.

Diagnóstico da hepatite autoimune

Verificar os registos médicos

O seu médico irá fazer-lhe perguntas sobre os seus sintomas e factores que podem estar relacionados com o seu fígado. Por exemplo, o médico fará perguntas sobre a utilização de quaisquer medicamentos, suplementos ou produtos à base de plantas, ou sobre o consumo de álcool, tabaco ou drogas. O médico também considera o historial de doenças auto-imunes, como a doença inflamatória intestinal ou doenças da tiroide.

Exame físico

Durante o exame físico, são verificados sinais de problemas hepáticos, incluindo

1.   Cor amarelada dos olhos;

2.   Alterações cutâneas;

3.   Aumento do fígado ou do baço;

4.   Sensibilidade ou inchaço no abdómen;

5.   Inchaço da perna ou do tornozelo.

Análises ao sangue

Durante o processo de diagnóstico, o médico assistente pode prescrever uma ou mais análises ao sangue para ajudar a diagnosticar a hepatite autoimune. Para efetuar a análise, é colhida uma amostra de sangue para verificar o nível das enzimas hepáticas alanina transaminase (ALT) e aspartato transaminase (AST), bem como o nível de anticorpos como o anticorpo antinuclear (ANA) e o anticorpo antimúsculo liso (ASMA). A dosagem de ALT e de AST é especialmente importante porque estas enzimas estão muito mais elevadas do que o normal em pessoas com hepatite autoimune.

A dosagem dos níveis de ALT e AST, para além de servir para diagnóstico, é também utilizada para avaliar a eficácia dos medicamentos no tratamento da hepatite autoimune. Os médicos prescrevem exames adicionais para detetar outras doenças do fígado, como hepatite viral, colangite biliar, esteato-hepatite não alcoólica e doença de Wilson, que têm sintomas semelhantes aos da hepatite autoimune.

Exames imagiológicos

No caminho do diagnóstico da hepatite autoimune, existe também a possibilidade de prescrever exames imagiológicos abdominais e hepáticos. O exame mais utilizado é a ecografia. Na ecografia, são utilizadas ondas sonoras para obter imagens do fígado, o que é completamente seguro e não tem efeitos secundários. Na ecografia, é possível determinar se o tamanho do fígado se alterou ou se a sua forma e textura são normais ou não. Por vezes, é prescrito um exame de TAC para um exame mais pormenorizado do fígado. Neste método, os raios X são utilizados para criar imagens do fígado. Para além de medir as características do fígado, a TAC também pode detetar a cirrose. Por vezes, os médicos podem utilizar a ressonância magnética para diagnosticar a hepatite autoimune. Neste método, são utilizadas ondas de rádio sem a utilização de raios X para produzir imagens exactas de órgãos e tecidos moles.

Biópsia hepática

Durante a biópsia hepática, o médico extrai uma parte do tecido hepático e, em seguida, esta amostra é enviada para o laboratório de diagnóstico médico para um exame mais aprofundado, de modo a que as suas células possam ser avaliadas microscopicamente. A biopsia hepática é utilizada para verificar a gravidade da hepatite autoimune e a propagação da doença.

Tratamento da hepatite autoimune

A hepatite autoimune é tratada com medicamentos que suprimem ou reduzem a atividade do sistema imunitário e impedem que o sistema imunitário ataque o fígado. Os medicamentos que são frequentemente prescritos para tratar esta doença incluem corticosteróides, como a prednisona e a prednisolona, e por vezes são prescritos outros medicamentos imunossupressores, como a azatioprina. Normalmente, os médicos começam com uma dose relativamente elevada de corticosteróides para tratar a hepatite autoimune e depois reduzem gradualmente a dose. Na continuação do tratamento, será determinada e prescrita a dose eficaz mais baixa. Para tal, serão efectuadas análises sanguíneas regulares e periódicas para avaliar a resposta do doente aos medicamentos prescritos. Uma diminuição do nível das enzimas hepáticas alanina transaminase (ALT) e aspartato transaminase (AST) indica uma resposta adequada ao tratamento. O regresso dos níveis sanguíneos de ALT e AST ao nível normal indica um efeito muito bom dos medicamentos prescritos. A toma de um tratamento pode aliviar os sintomas e evitar danos no fígado em muitas pessoas com hepatite autoimune. O diagnóstico precoce e o tratamento atempado da hepatite autoimune reduzem a possibilidade de cirrose hepática e outras complicações.

Medicamentos utilizados para tratar a hepatite autoimune

Os medicamentos para a hepatite autoimune são prescritos com o objetivo de modular ou suprimir o sistema imunitário. Os medicamentos são capazes de travar a inflamação do fígado. Os medicamentos mais importantes prescritos para o tratamento da hepatite autoimune são os seguintes

1.   Prednisolona

A prednisolona é o principal esteroide utilizado para tratar a hepatite autoimune. Naturalmente, este medicamento também é utilizado para tratar uma série de outras doenças inflamatórias, como a colite ulcerosa (doença inflamatória intestinal) e o reumatismo. A prednisolona reduz a inflamação do fígado ao suprimir o sistema imunitário. Os comprimidos de prednisolona são frequentemente tomados com alimentos para proteger o estômago de qualquer irritação causada pelo medicamento. A forma de tomar o medicamento deve ser exatamente de acordo com a prescrição do médico.

1.   Azatioprina

A azatioprina é um imunossupressor e reduz a atividade do sistema imunitário. Este medicamento é utilizado para tratar a hepatite autoimune e outras doenças inflamatórias e crónicas auto-imunes. Este medicamento é também utilizado após o transplante de órgãos para prevenir a rejeição do transplante. O mecanismo de ação da azatioprina é semelhante ao da prednisolona e reduz a inflamação e os sintomas por ela causados. Nunca pare arbitrariamente de tomar os medicamentos para a hepatite autoimune, a não ser que seja prescrito por um médico. Deve continuar a tomar todos os medicamentos conforme prescrito pelo seu médico porque a hepatite autoimune é uma doença crónica e o seu tratamento requer paciência. Parar de tomar o medicamento sem consultar o médico pode provocar uma recaída da doença.

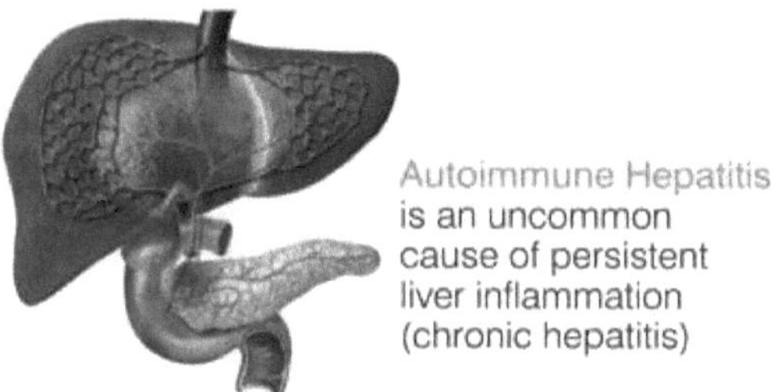

Figura 23. Hepatite autoimune: sintomas e causas | Sinais e causas da inflamação do fígado

Fase de remissão da hepatite autoimune

Depois de iniciar o tratamento, o doente pode entrar na fase de recuperação ou de cessação dos sintomas. A remissão é um período em que não tem sintomas e os resultados das análises mostram que o fígado está a funcionar melhor. Se tiver entrado na fase de paragem, o médico reduzirá gradualmente a dose dos medicamentos ou poderá deixar de prescrever temporariamente o medicamento. Muitas pessoas com hepatite autoimune entram na fase de recuperação (quietude) após o uso regular de medicamentos, mas se esse processo não for observado, os médicos prescrevem outros medicamentos para tratar a doença.

Fase de recaída da hepatite autoimune

Se a medicação for interrompida durante um período de recuperação, a doença pode recidivar. No momento da recaída, os níveis de ALT e AST no exame de sangue aumentam e a hepatite autoimune retoma a sua atividade. Os sintomas também aparecem após algum tempo. Em caso de recaída, o médico volta a prescrever os medicamentos. A hepatite autoimune é frequentemente uma doença de longa duração e, em alguns casos, para toda a vida, pelo que o médico monitorizará cuidadosamente o estado do doente. Isto também se aplica quando se interrompe a medicação, porque o processo da doença pode regressar rapidamente.

Os medicamentos para a hepatite autoimune têm efeitos secundários?

Os medicamentos para a hepatite autoimune podem causar efeitos secundários em algumas pessoas. O médico assistente monitoriza os efeitos secundários e ajuda a controlá-los e a geri-los. Para isso, o médico ajusta a dose dos medicamentos ou muda os medicamentos incompatíveis.

Os possíveis efeitos secundários dos corticosteróides incluem:

2. Alterações de aparência, como aumento de peso, inchaço facial, acne ou crescimento de pêlos;

3. Diabetes e açúcar elevado no sangue;

4. Problemas oculares, como cataratas ou glaucoma;

5. Tensão arterial elevada;

6. Perda de densidade óssea (osteoporose);

7. Problemas de saúde mental, como alterações graves de humor;

8. Pancreatite (inflamação do pâncreas);

Os efeitos secundários possíveis da azatioprina são os seguintes

9. Diminuição do número de glóbulos brancos no sangue;

10. Náuseas ou vómitos;

11. Erupção cutânea;

12.   Lesões hepáticas;

13.   Pancreatite.

Os corticosteróides e a azatioprina suprimem ou reduzem a atividade do sistema imunitário, e este processo aumenta o risco de desenvolver doenças infecciosas.

Qual é a dieta adequada para os doentes com hepatite autoimune?

Não existe uma dieta específica para a hepatite autoimune, mas as refeições ricas em fibras, contendo cereais integrais, frutas, legumes, frutos secos, bem como a utilização de carne magra e peixe, são úteis para satisfazer as necessidades nutricionais, controlar o peso e prevenir o aumento de factores nocivos no sangue. Além disso, uma dieta rica em fibras ajuda o fígado a funcionar melhor e é capaz de reduzir os níveis de inflamação. As seguintes recomendações dietéticas são úteis para o funcionamento do fígado em qualquer condição e são eficazes para melhorar a doença hepática e a inflamação.

1.   **Evitar alimentos nocivos:** Limitar o consumo de alimentos ricos em gordura, açúcar e sal. Evitar alimentos fritos, incluindo comida de restaurante e fast food. As ostras cruas ou mal cozinhadas são estritamente proibidas

2.   **Evitar o consumo de álcool:** O álcool é um dos compostos que tem um efeito direto e destrutivo no fígado e leva a um aumento do nível de inflamação dos tecidos.

3.   **Ter uma dieta equilibrada:** Incluir todos os grupos de alimentos, incluindo cereais, frutas, legumes, carne, leguminosas, lacticínios e óleos saudáveis, com moderação, na sua dieta.

4.   **Consumo de alimentos ricos em fibras:** A fibra é um dos compostos alimentares úteis para otimizar a função hepática. As

frutas, os legumes, o pão integral, os cereais integrais e o arroz integral podem fornecer a sua fibra diária.

5.   **Água:** Evitar a desidratação para que o fígado funcione melhor.

Se for obeso, consulte um nutricionista para estabelecer um plano alimentar saudável, pois a obesidade é um dos factores agravantes das doenças do fígado. Não existe uma dieta específica para a hepatite autoimune. O seguimento de uma dieta saudável e equilibrada é importante para os doentes com hepatite autoimune. Um consumo equilibrado de uma combinação de cereais integrais, frutas, legumes, frutos secos, carne magra e peixe é a melhor forma de satisfazer as necessidades nutricionais e de atingir um peso saudável.

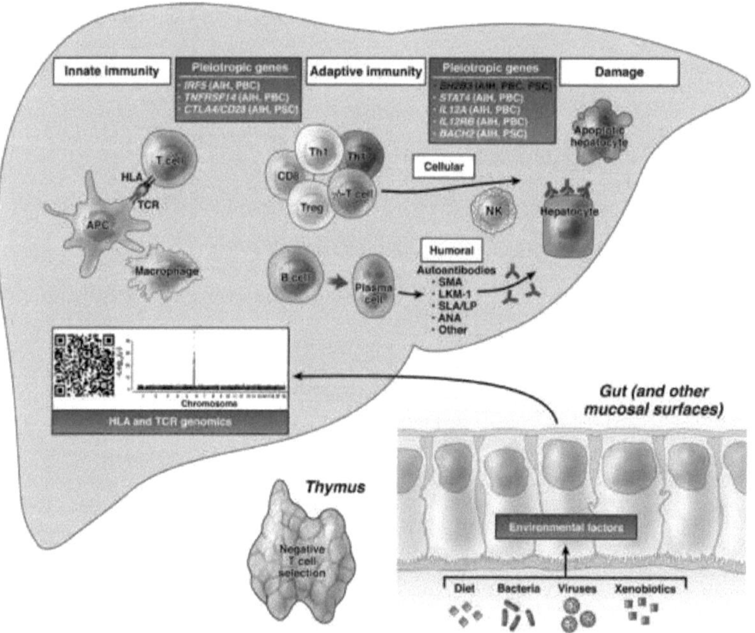

Figura 24. Os riscos genéticos ligam a hepatite autoimune a outras doenças hepáticas auto-imunes

Tratamento

A hepatite autoimune requer quase sempre tratamento. Estudos demonstram que, se o tratamento for iniciado o mais cedo possível, conduz à melhoria dos sintomas clínicos e à paragem dos danos no fígado e, por vezes, conduz mesmo à melhoria dos danos causados. O tratamento inclui medicamentos que reduzem a inflamação e suprimem um sistema imunitário hiperativo. Normalmente, após cerca de 3 anos do início do tratamento, os doentes entram na fase de remissão da doença. Algumas pessoas acabam por conseguir parar o tratamento, embora também sejam possíveis recaídas. É possível iniciar e interromper o tratamento com uma dose baixa ao longo dos anos (mesmo durante toda a vida). Algumas pessoas que têm uma forma ligeira da doença podem não precisar de tomar medicação. A decisão sobre qual o doente que deve ser tratado e qual o doente que pode interromper o tratamento é da responsabilidade do médico assistente e varia de pessoa para pessoa. As pessoas cujo tratamento medicamentoso foi interrompido devem ser examinadas e testadas regularmente pelo seu médico, de modo a que, se surgirem novos sintomas, o tratamento possa ser reiniciado e a progressão da doença interrompida.

Regra geral, o tratamento não é interrompido, exceto se a doença entrar em remissão, se o tratamento falhar ou se surgirem efeitos secundários graves na pessoa em consequência do tratamento. A fase de remissão da doença significa que a pessoa já não tem sintomas clínicos e que as análises ao fígado estão normais e o tecido hepático está a melhorar na nova biopsia. Normalmente, antes de interromper o tratamento, é efectuada uma nova biopsia do fígado para verificar se a inflamação do tecido hepático melhorou. Se não houver necessidade de iniciar o tratamento: Recomenda-se o acompanhamento regular das pessoas que não precisam de iniciar o tratamento.

O acompanhamento inclui um exame clínico e análises sanguíneas de poucos em poucos meses, sendo geralmente recomendada uma biopsia hepática pelo menos de 2 em 2 anos. Com um tratamento adequado, um sistema imunitário hiperativo pode ser suprimido e a doença hepática autoimune pode ser controlada. Uma pessoa doente nunca deve interromper a medicação de forma arbitrária. Após a interrupção da medicação pelo médico, a pessoa deve ser examinada pelo médico e fazer análises ao sangue de poucos em poucos meses. O uso regular de medicamentos e as visitas atempadas ao médico permitem que o fígado se mantenha, tanto quanto possível, em bom estado.

Capítulo V

Lesão hepática induzida por medicamentos

Como é que os medicamentos causam a doença hepática?

Os medicamentos podem causar doença hepática de diferentes formas. Alguns medicamentos danificam diretamente o fígado. Outros são convertidos pelo fígado em substâncias químicas que podem danificar direta ou indiretamente o fígado.

Existem três tipos de hepatotoxicidade

Toxicidade dependente da dose

Os medicamentos que causam toxicidade dependente da dose podem causar doença hepática na maioria das pessoas se forem tomados em quantidade suficiente. O exemplo mais importante é a toxicidade relacionada com a sobredosagem de acetaminofeno (Tylenol), que será abordada mais adiante.

Toxicidade específica

Os fármacos que causam toxicidade específica causam doença apenas num pequeno número de doentes que herdaram genes específicos que controlam a transformação química desse fármaco específico, causando a acumulação do fármaco ou dos seus produtos (metabolitos) que são prejudiciais para o fígado. Estas toxicidades hereditárias específicas são normalmente raras, ocorrendo em menos de um a 10 em cada 100 000 doentes que tomam o medicamento em causa, dependendo do fármaco. No entanto, nalguns medicamentos, a incidência de toxicidade é muito mais elevada. Embora o risco de doença hepática induzida por fármacos seja baixo, a doença hepática induzida por fármacos é a forma mais comum de doença hepática induzida por fármacos, uma vez que dezenas de milhões de doentes consomem fármacos, muitos dos quais utilizam vários fármacos. A toxicidade específica dos medicamentos é difícil de detetar nos primeiros ensaios clínicos, que normalmente incluem, no máximo, alguns milhares de doentes. A toxicidade específica só aparece quando milhões de doentes começam a receber o medicamento depois de este ter sido aprovado pela FDA.

Alergia médica

As alergias a medicamentos também podem causar doença hepática. Na alergia a medicamentos, a inflamação e a lesão do fígado ocorrem quando o sistema imunitário ataca os medicamentos com anticorpos e células imunitárias.

Que tipos de doenças hepáticas causam os medicamentos?

Os medicamentos e os produtos químicos podem causar uma vasta gama de lesões no fígado, incluindo:

1. Aumento ligeiro do nível sanguíneo das enzimas hepáticas sem sintomas de doença hepática;
2. Hepatite (inflamação das células do fígado);
3. Necrose (morte das células do fígado), frequentemente causada por uma hepatite mais grave;
4. Colestase (diminuição da secreção ou do fluxo da bílis);
5. Esteatose (acumulação de gordura no fígado);
6. Cirrose (cicatrização avançada do fígado) em consequência de hepatite crónica, colestase ou fígado gordo;
7. Doença mista, por exemplo, hepatite e necrose hepatocelular, hepatite e acumulação de lípidos, ou colestase e hepatite;
8. Hepatite fulminante com insuficiência hepática grave com risco de vida;

9.   Coágulos de sangue nas veias do fígado;

10.   Aumento dos níveis de enzimas hepáticas no sangue.

Muitos medicamentos causam um ligeiro aumento do nível de enzimas hepáticas no sangue sem sinais ou sintomas de hepatite. AST, ALT e fosfatase alcalina são enzimas que se encontram normalmente nas células do fígado e nos canais biliares. Alguns medicamentos podem provocar a fuga destas enzimas das células para o sangue, aumentando assim o nível sanguíneo das enzimas.

Exemplos de medicamentos que aumentam as enzimas hepáticas no sangue incluem

1.   Estatinas (utilizadas para tratar níveis elevados de colesterol no sangue);

2.   Alguns antibióticos;

3.   Alguns antidepressivos (utilizados para tratar a depressão);

4.   E alguns medicamentos utilizados para tratar a diabetes, a tacrina, a aspirina e a quinidina.

Como estes doentes normalmente não apresentam quaisquer sinais ou sintomas, as enzimas hepáticas elevadas são normalmente descobertas quando são efectuadas análises ao sangue no âmbito de um exame físico anual, como rastreio pré-operatório ou como parte da monitorização periódica da toxicidade do medicamento. Normalmente, estes níveis anormais voltam ao normal pouco tempo depois de se deixar de tomar o medicamento, não se verificando, em geral, qualquer lesão hepática a longo prazo. Com alguns fármacos, níveis baixos de enzimas hepáticas são comuns e não parecem estar relacionados com doença hepática significativa, pelo que o doente pode continuar a tomar o fármaco.

Hepatite aguda e crónica

Alguns medicamentos podem causar hepatite aguda e crónica (inflamação das células do fígado), que pode levar à necrose (morte) das células. A hepatite aguda induzida por medicamentos é uma hepatite que dura menos de 3 meses, enquanto a hepatite crónica dura mais de 3 meses. A hepatite aguda induzida por medicamentos é muito mais comum do que a hepatite crónica induzida por medicamentos.

Os sintomas comuns da hepatite induzida por drogas incluem

1. Perda de apetite;
2. Náuseas;
3. Vómito;
4. Febre;
5. Pontos fracos;
6. Fadiga;
7. Dores de estômago.

Nos casos mais graves, os doentes podem ter urina escura, febre, fezes de cor clara e iterícia (amarelecimento da pele e da parte branca dos olhos). Os doentes com hepatite têm normalmente níveis elevados de AST, ALT e bilirrubina no sangue. A hepatite aguda e crónica desaparece normalmente após a interrupção do medicamento, mas, por vezes, a hepatite aguda pode ser suficientemente grave para causar insuficiência hepática aguda e a hepatite crónica pode, raramente, levar a danos permanentes no fígado e a cirrose.

Exemplos de medicamentos que podem causar hepatite aguda incluem

1. Acetaminofeno (Tylenol);

2.   Fenitoína (Dilantin);

3.   Aspirina;

4.   Isoniazida;

5.   Diclofenac;

6.   Amoxicilina;

7.   Ácido clavulânico.

Exemplos de medicamentos que podem causar hepatite crónica incluem

1.   Minociclina;

2.   Nitrofurantoína (foradantina, macro dantina);

3.   Fenitoína (Dilantin) e propiltiouracilo;

4.   Fenofibrato (Tricor);

5.   Metanfetamina (ecstasy);

6.   Insuficiência hepática aguda.

Raramente, os medicamentos causam insuficiência hepática aguda (hepatite fulminante). Estes doentes estão gravemente doentes, com sintomas de hepatite aguda e problemas adicionais de confusão ou coma (encefalopatia) e hematomas ou hemorragias (coagulação do sangue). De facto, 40 a 70 por cento das pessoas com hepatite fulminante morrem, dependendo da causa da doença. Nos Estados Unidos, o acetaminofeno (Tylenol) é a causa mais comum de insuficiência hepática aguda.

Colestase

A colestase é uma doença em que a secreção ou o fluxo de bílis é reduzido. A bilirrubina e os ácidos biliares, que são normalmente segregados na bílis pelo fígado e excretados do corpo através do intestino, acumulam-se no corpo, respetivamente, provocando iterícia e comichão. Os fármacos que causam colestase interferem normalmente com a secreção de bílis nas células hepáticas sem causar hepatite ou necrose (morte) das células hepáticas. Os doentes com colestase induzida por medicamentos têm normalmente níveis elevados de bilirrubina, mas níveis normais ou ligeiramente elevados de AST e ALT. Os níveis sanguíneos de fosfatase alcalina (uma enzima produzida pelos canais biliares) aumentam porque as células dos canais biliares também estão disfuncionais e libertam a enzima. Para além do prurido e da iterícia, os doentes não estão normalmente tão doentes como os doentes com hepatite aguda.

Exemplos de medicamentos que foram relatados como causadores de colestase incluem

1. Eritromicina;
2. Clorpromazina;
3. Sulfametoxazol e trimetoprim;
4. Amitriptilina;
5. Carbamazepina (Ampicil; Policilina; Principe);
6. Ampicilina/ácido clavulânico (Augmentin);
7. Rifampina;
8. Estradiol (Estras; Kalimara; Estraderm; Monostar);
9. Captopril;
10. Pílulas contraceptivas (contraceptivos orais);
11. Esteróides anabolizantes;
12. Naproxeno;
13. Amiodarona (Cordarone);
14. Haloperidol (Haldol);
15. Imipramina (Tofranil);
16. Tetraciclina (acromicina);

17.   Fenitoína (Dilantin).

A maioria dos doentes com colestase induzida por medicamentos recupera completamente algumas semanas após a interrupção do medicamento, mas, em alguns doentes, a iterícia, o prurido e os testes hepáticos anormais podem persistir durante meses após a interrupção do medicamento. Um doente ocasional pode desenvolver doença hepática crónica e insuficiência hepática. A iterícia e a colestase causadas pelo medicamento que duram mais de 3 meses são denominadas colestase crónica.

Esteatose (fígado gordo)

As causas mais comuns de acumulação de gordura no fígado são o alcoolismo e a doença hepática gorda não alcoólica (NAFLD) associada à obesidade e à diabetes. Os medicamentos podem causar fígado gordo com ou sem hepatite associada. Os doentes com fígado gordo induzido por medicamentos podem ter poucos ou nenhuns sintomas. Normalmente, apresentam elevações ligeiras a moderadas dos níveis de ALT e AST no sangue e podem também desenvolver um fígado aumentado. Em casos graves, o fígado gordo induzido por medicamentos pode levar a cirrose e insuficiência hepática.

Os medicamentos que causam fígado gordo incluem
1.   Metotrexato (Rheumatrex);
2.   Griseofulvina (griseofulvina V);
3.   Tamoxifeno (Nolvadex);
4.   Esteróides;
5.   Valproato;
6.   Amiodarona (Cordarone).

Em determinadas situações, o fígado gordo por si só pode ser fatal. Por exemplo, a síndrome de Reye é uma doença hepática rara que pode causar fígado gordo, insuficiência hepática e coma. Pensa-se que ocorre em crianças e adolescentes com gripe quando tomam aspirina. Outro exemplo de fígado gordo grave é causado por doses elevadas de tetraciclina intravenosa ou amiodarona. Algumas ervas, por exemplo, a erva chinesa ginseng bohuan, que é utilizada como analgésico, também podem causar fígado gordo grave.

Cirrose

As doenças crónicas do fígado, como a hepatite, o fígado gordo ou a colestase, podem provocar a necrose (morte) das células do fígado. O exemplo mais comum de cirrose induzida por medicamentos é a cirrose alcoólica. Exemplos de medicamentos que podem causar doença hepática crónica e cirrose incluem:

1. Metotrexato (Rheumatrex);
2. Amiodarona (Cordarone);
3. Metildopa (Aldomet);
4. Trombose da veia hepática.

Normalmente, o sangue dos intestinos chega ao fígado através da veia porta e o sangue que sai do fígado em direção ao coração passa através das veias hepáticas para a veia cava inferior (uma veia grande que drena para o coração). Alguns medicamentos podem causar a formação de coágulos sanguíneos (trombose) nas veias hepáticas e na veia cava inferior. A trombose da veia hepática e da veia cava inferior pode levar ao aumento do fígado, dor abdominal, acumulação de líquido no abdómen (ascite) e insuficiência hepática. Esta síndrome é designada por síndrome de Budd-Chiari. Os medicamentos mais importantes que causam a síndrome de Budd-Chiari são as pílulas anticoncepcionais (contraceptivos orais). As pílulas anticoncepcionais também podem causar uma condição relacionada chamada doença veno-oclusiva, na qual o sangue coagula apenas nas veias mais pequenas do fígado. Os alcalóides pirrolizidínicos de certas plantas (por exemplo, borragem, confrei) também podem causar doença oclusiva venosa.

Como é que um médico diagnostica a doença hepática induzida por medicamentos?

A doença hepática induzida por medicamentos é frequentemente difícil de diagnosticar. Os doentes podem não apresentar sintomas de doença hepática ou apresentar apenas sintomas ligeiros e inespecíficos. Os doentes podem tomar vários medicamentos e, nesse caso, é difícil identificar o medicamento que está a causar a doença. Os doentes podem também apresentar outros sinais potenciais de doença hepática, como a doença hepática gorda não alcoólica e o alcoolismo. O diagnóstico da doença hepática é feito com base nos sintomas do doente (como perda de apetite, náuseas, fadiga, comichão e urina escura), nos achados do exame físico (como iterícia, fígado aumentado) e em análises laboratoriais anormais (como níveis sanguíneos de enzimas hepáticas ou bilirrubina e tempo de coagulação do sangue). Se um doente tiver sinais, sintomas ou análises hepáticas anormais, os médicos tentam decidir se o(s) medicamento(s) está(ão) a causar a doença hepática, fazendo o seguinte

1. Recolha de uma história pormenorizada do consumo de álcool para excluir uma doença hepática alcoólica;

2. Realização de análises ao sangue para excluir a hepatite B e a hepatite C e para excluir doenças crónicas do fígado, como a hepatite autoimune e a cirrose biliar primária;

3. Ecografia abdominal ou TAC do fígado para excluir doenças da vesícula biliar e tumores hepáticos;

4. Obter um historial detalhado de utilização - especialmente o início recente de medicamentos normalmente associados a doença hepática.

Métodos de tratamento da doença hepática induzida por medicamentos

O tratamento mais importante para a doença hepática induzida por medicamentos é parar de tomar o medicamento que causa a doença hepática. Na maioria dos doentes, os sinais e sintomas da doença hepática desaparecem, as análises ao sangue tornam-se normais e não ocorrem lesões hepáticas a longo prazo. No entanto, há excepções. Por exemplo, sugere-se a sobredosagem de Tylenol com N-acetilcisteína oral para prevenir a necrose e a insuficiência hepática aguda. Em alguns doentes com insuficiência hepática aguda, pode ser necessário um transplante de fígado. Alguns medicamentos podem também causar danos irreversíveis no fígado e cirrose.

A incidência de toxicidade hepática induzida por medicamentos está estimada entre 1.1000 e 1.10000 em doentes que recebem doses terapêuticas de medicamentos. A lesão hepática induzida por medicamentos é uma das principais causas de doença hepática aguda e crónica e a gravidade desta lesão varia desde alterações não específicas da estrutura do fígado até à insuficiência hepática aguda, cirrose e cancro do fígado. As causas médicas mais comuns de lesão hepática são: Acetaminofeno, antibióticos, estatinas, isoniazida e medicamentos fitoterápicos.

A hepatotoxicidade induzida por fármacos baseia-se no padrão de perturbação dos aneurismas hepáticos (hepatocelular, colestático e a combinação destas duas condições); o mecanismo de hepatotoxicidade (direto, mediado pelo sistema imunitário, idiossincrático) ou com base em achados histológicos na biopsia hepática (esteatose, síndrome de obstrução sinusoidal) está dividido. O tratamento da lesão hepática induzida por fármacos consiste na cessação imediata do agente causador, no tratamento de apoio e sintomático e no encaminhamento do doente para transplante hepático em caso de insuficiência hepática aguda, especialmente em doentes com lesão hepática causada por outra causa que não a acetaminofena.

A maioria dos vários medicamentos utilizados no tratamento de várias doenças é metabolizada no fígado. O resultado desta alteração são, por vezes, metabolitos perigosos que causam lesões agudas e crónicas no tecido hepático se os sistemas enzimáticos existentes não forem capazes de os purificar. Alguns medicamentos são diretamente tóxicos para o fígado. As doenças do fígado causadas por medicamentos incluem uma vasta gama de doenças hepáticas, nomeadamente Hepatite aguda e crónica, colestase, cirrose, complicações vasculares e até doenças malignas. A hepatotoxicidade dos medicamentos divide-se em dois grupos A (causada pelas propriedades farmacológicas) e B (alérgica e idiossincrática).

É muito importante ter cuidado com os factores de risco, como a idade, o sexo e a utilização de outros medicamentos, quando se prescrevem medicamentos com hepatotoxicidade conhecida. No diagnóstico de doenças do fígado causadas por medicamentos, o mais importante é recordar estes efeitos secundários. Após o aumento das enzimas hepáticas ou de quaisquer sintomas hepáticos na sequência do consumo de um determinado medicamento, a melhor forma de lidar com a situação é suspender esse medicamento, uma vez que a maioria dos efeitos hepatotóxicos dos medicamentos são reversíveis e, se forem interrompidos a tempo, não se mantêm quaisquer efeitos secundários. No caso da hepatotoxicidade de alguns medicamentos especiais, como a acetaminofena, a isoniazida e o metotrexato, existem métodos especiais de tratamento e acompanhamento que são essenciais para todos os médicos.

Sintomas de toxicidade hepática

Citado em "my.clevelandclinic", a forma ligeira de hepatotoxicidade pode não ter sintomas e, por vezes, é diagnosticada apenas com uma análise ao sangue. Os sintomas mais comuns de toxicidade hepática incluem:

1. Amarelecimento da pele e brancura dos olhos;
2. Comichão;
3. Dor abdominal na parte superior direita do abdómen;
4. Fadiga;
5. Falta de apetite;
6. Náuseas e vómitos;
7. Febre;
8. Erupções cutâneas;
9. Perda de peso;
10. Urina de cor escura.

Intoxicação hepática na gravidez

A intoxicação hepática na gravidez é uma das complicações da gravidez. As mulheres grávidas tomam habitualmente medicamentos com ou sem receita médica, remédios à base de plantas e suplementos orais durante a gravidez. A intoxicação hepática causada pelo consumo de drogas é a principal causa de insuficiência hepática aguda nos países ocidentais, e parece que a gravidez aumenta o risco de intoxicação hepática. A toma de medicamentos anti-hipertensores, antitiroideus, antivirais, anti-tuberculose e antibióticos durante este período aumenta a possibilidade de toxicidade hepática. Normalmente, os primeiros sintomas de intoxicação na gravidez aparecem na 27.ª semana de gravidez, após um período de incubação de várias semanas, porque estes medicamentos foram geralmente prescritos antes da gravidez ou no início da gravidez, sendo criados no corpo da mãe desde a 20.ª semana de gravidez até 7 dias após o parto e afectando o sistema nervoso central e os rins.

Sintomas de intoxicação na gravidez

A pré-eclâmpsia é um distúrbio que causa parto prematuro e é mais frequente no último trimestre da gravidez. Os sintomas de envenenamento na gravidez no nono mês incluem:

1. Olhos inchados e inflamação facial;
2. Inflamação das mãos, pés e joelhos;
3. Aumento súbito do peso corporal;
4. Hipertensão arterial com excreção de proteínas na urina;
5. Tonturas;
6. Dor de cabeça grave e crónica;
7. Visão turva e diplopia;
8. Dor abdominal intensa na parte superior do abdómen;
9. Náuseas e vómitos.

A única forma de tratar a intoxicação na gravidez é o parto. Se a intoxicação na gravidez ocorrer na 37ª semana e o feto tiver condições de crescimento adequadas, o parto é efectuado por cesariana para evitar as possíveis complicações da pré-eclâmpsia, mas se a gravidade da doença não for elevada e não houver uma grande distância até ao parto, este pode ser feito tomando os cuidados necessários e Estando sob a supervisão de um médico, esperou que o feto crescesse o suficiente e depois deu à luz. Não existe um método específico para prevenir a intoxicação na gravidez, porque a principal causa desta complicação é basicamente desconhecida. O melhor conselho para prevenir a intoxicação na gravidez é reduzir a ingestão de sal na dieta, controlar o peso da mãe e a tensão arterial. O envenenamento do fígado na gravidez está associado a sintomas como inchaço do corpo e da face, tonturas, etc.

Prevenção da toxicidade hepática durante a gravidez

Atualmente, não existe um método específico para prevenir a intoxicação na gravidez, mas se observar os seguintes pontos, pode ser possível prevenir de alguma forma a intoxicação na gravidez:

1.   Reduzir ou parar a ingestão de sal;

2.   Beber oito copos de água por dia;

3.   Reduzir o consumo de alimentos fritos e de fast food;

4.   Descanso;

5.   Desporto;

6.   Reduzir ao mínimo as bebidas alcoólicas e com cafeína.

A intoxicação hepática é uma das complicações da gravidez que provoca perturbações da tensão arterial e manifesta-se a partir da 20.ª semana de gravidez e apresenta sintomas como inchaço do rosto e do corpo, tensão arterial elevada, aumento súbito de peso, etc.

Quais são as complicações do envenenamento do fígado?

A inflamação provocada pela hepatite tóxica causa danos no fígado e provoca úlceras no tecido hepático. A ferida, que se chama cirrose hepática, faz com que, com o tempo, o fígado trabalhe mais e não consiga desempenhar corretamente a sua função. Por fim, a cirrose hepática termina em insuficiência hepática. A única forma de tratar a insuficiência hepática crónica causada pela toxicidade do fígado é o transplante hepático.

O que é a hepatite tóxica?

O uso de drogas e produtos químicos ou o consumo excessivo de bebidas alcoólicas são considerados as principais causas da hepatite tóxica, ou seja, a inflamação e o inchaço do fígado. A autoadministração de medicamentos sem prescrição médica ou mesmo de alguns medicamentos sujeitos a receita médica que apresentam o risco de lesão hepática aumenta a possibilidade de desenvolver hepatite tóxica. Especialmente se os medicamentos forem tomados em conjunto ou em doses superiores às permitidas. Sofrer de outros tipos de doenças hepáticas ou de perturbações hepáticas graves, como a cirrose ou a doença hepática gorda não alcoólica, torna o fígado mais sensível aos efeitos das toxinas. As infecções crónicas causadas pelo vírus da hepatite, como a hepatite B ou a hepatite C, tornam o fígado mais vulnerável. O envelhecimento também torna mais lento o processo de decomposição das substâncias nocivas no fígado, o que equivale a uma maior permanência das substâncias tóxicas no organismo. O envenenamento do fígado ou a hepatite tóxica podem causar danos permanentes no fígado.

Qual é a causa do envenenamento do fígado?

A hepatite tóxica é geralmente causada pelo consumo de produtos químicos orgânicos ou solventes, certos medicamentos, substâncias ou álcool. Existem muitos produtos químicos e medicamentos que danificam o fígado e causam toxicidade hepática. Embora o corpo das pessoas reaja de forma diferente a cada droga, algumas pessoas reagem a algumas drogas e sofrem danos no fígado, enquanto outras não. O consumo excessivo de álcool também pode agravar ainda mais os efeitos nocivos causados pela utilização de produtos químicos ou drogas. A toxicidade hepática é causada por várias razões:

1. Intoxicação hepática causada por toxinas

A exposição a produtos químicos tóxicos no ambiente de trabalho, tais como produtos químicos orgânicos e solventes, é uma das principais causas de envenenamento do fígado. O contacto com materiais contaminados pode ser feito através da ingestão do produto químico, da inalação ou do contacto com a pele.

2. Intoxicação hepática por medicamentos

Alguns medicamentos causam toxicidade hepática ou hepatite. Alguns destes medicamentos incluem:

Intoxicação hepática com medicamentos anti-inflamatórios não esteróides (AINEs), tais como:

1.   Hepatotoxicidade do acetaminofeno;

2.   Ibuprofeno;

3.   Diclofenac;

4.   Naproxeno;

5.   Intoxicação hepática com anestésicos;

6.   Estatinas (medicamentos para baixar o colesterol);

7.	Medicamentos antipsicóticos;

8.	Antidepressivos;

9.	Intoxicação causada pelo consumo de vitaminas;

10.	Intoxicação hepática causada pelo consumo de minerais ou suplementos de ervas.

Uma das causas de envenenamento do fígado é o uso de certos medicamentos ou o uso excessivo de medicamentos.

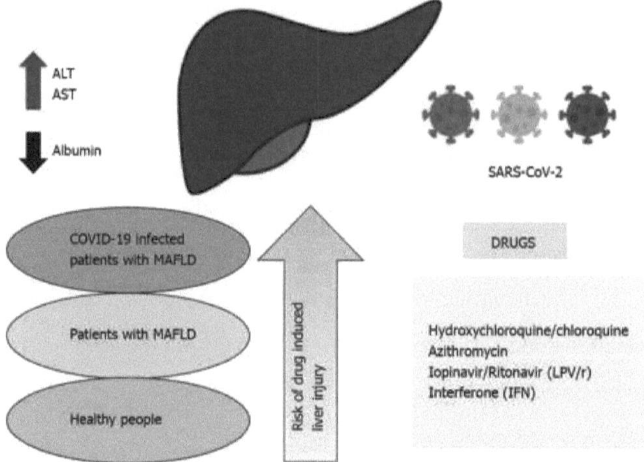

Figura 25. Ordem de risco de lesão hepática induzida por medicamentos

3. Hepatite tóxica causada pelo consumo de álcool

O abuso ou a dependência do álcool também danifica o fígado, especialmente se o consumo de álcool for combinado com medicamentos.

4. Hepatotoxicidade com vitamina D

O consumo excessivo de vitamina D aumenta o armazenamento desta vitamina no corpo e a sua entrada no sangue e interfere com o trabalho do fígado. As complicações da intoxicação hepática com vitamina D são semelhantes às complicações da hipercalcemia (aumento do cálcio no sangue) e incluem as seguintes:

1. Depressão;
2. Psicose;
3. Concentração diminuída;
4. E até coma.

5. Intoxicação hepática induzida por cetoconazol

O cetoconazol é um medicamento antifúngico do grupo dos imidazóis, prescrito para o tratamento de doenças fúngicas da pele, das unhas e da vagina. Um dos efeitos secundários fatais da utilização do cetoconazol é a hepatotoxicidade, que se manifesta sob a forma de hepatite tóxica e insuficiência hepática. Normalmente, seis semanas após o início da utilização do cetoconazol, surgem complicações hepáticas que se mantêm até 6 meses após a utilização. Se os sintomas e as alterações forem ligeiros, pode continuar a tomar o medicamento, mas se tiver sintomas de hepatite, deve parar imediatamente de tomar o medicamento.

Diagnóstico de toxicidade hepática

Existem diferentes métodos para diagnosticar a toxicidade hepática:

1. **Exame físico:** O médico gastroenterologista e hepatologista ou médico de medicina interna examina e examina a zona abdominal em termos de sintomas de sensibilidade, inchaço ou dor e pergunta ao doente sobre o historial de toma de medicamentos com ou sem receita médica, vitaminas e suplementos de ervas. O médico deve saber que o doente bebe álcool de vez em quando. Não se esqueça de informar o seu médico se estiver exposto a produtos químicos no seu ambiente de trabalho.

2. **Exame completo do painel metabólico:** Uma série de análises ao sangue que são normalmente efectuadas como parte de um exame físico anual.

3. **Teste do painel hepático:** O internista ou o gastroenterologista e o hepatologista pedirão uma prova de função hepática para verificar o nível de enzimas hepáticas e de bilirrubina no sangue. A bilirrubina é um produto residual das células sanguíneas velhas. Um aumento das enzimas hepáticas e um grande aumento da bilirrubina no sangue são sinais de lesão hepática.

4. **Testes relacionados com o consumo excessivo (overdose):** São prescritas análises ao sangue e à urina para verificar e despistar o consumo excessivo de drogas ou de álcool.

5. **Biópsia ou amostragem do fígado:** É retirada uma pequena amostra de tecido hepático para determinar o tipo e a gravidade da lesão hepática.

6. **Imagiologia:** Ressonância magnética, tomografia computadorizada ou ultrassom para avaliar a lesão hepática.

O médico de gastroenterologia e fígado, depois de examinar e testar e determinar a causa do envenenamento do fígado, adopta o tratamento.

Tratamento da toxicidade hepática

A melhor maneira de tratar o envenenamento do fígado é evitar a exposição a produtos químicos e medicamentos que causam esta doença:

1. Evitar tomar medicamentos, vitaminas, minerais ou suplementos alimentares que causem hepatite tóxica.

2. Evitar ou minimizar a exposição a ambientes de trabalho expostos a solventes ou produtos químicos nocivos. Se desenvolver

toxicidade hepática devido à exposição a produtos químicos nocivos, é melhor mudar de emprego ou de posição.

3. Deixar de consumir bebidas alcoólicas ou drogas e substâncias psicadélicas.

4. Tomar os medicamentos tal como prescritos pelo médico. Evite tomar o medicamento de forma arbitrária, independentemente da dose original.

Tratamento da intoxicação hepática com a medicina tradicional

Como mencionado anteriormente, é verdade que a função do fígado é eliminar as toxinas do corpo, mas o próprio fígado precisa de ser limpo e desintoxicado para tratar a hepatotoxicidade. A medicina tradicional prescreve vários alimentos para o tratamento à base de plantas da intoxicação hepática, limpando o fígado. Uma das plantas que ocupa um lugar especial na medicina tradicional é a flor de língua de vaca, que é normalmente utilizada juntamente com o jacinto. O aspeto importante do tratamento com a flor de língua de vaca é que o consumo excessivo desta planta medicinal a longo prazo aumenta a possibilidade de doenças do fígado ou de cancro do fígado devido à presença de substâncias químicas perigosas chamadas alcalóides pirrolizidínicos. O consumo da flor de língua de vaca reduz os sintomas de depressão no corpo, mas o seu consumo a longo prazo causa envenenamento do fígado.

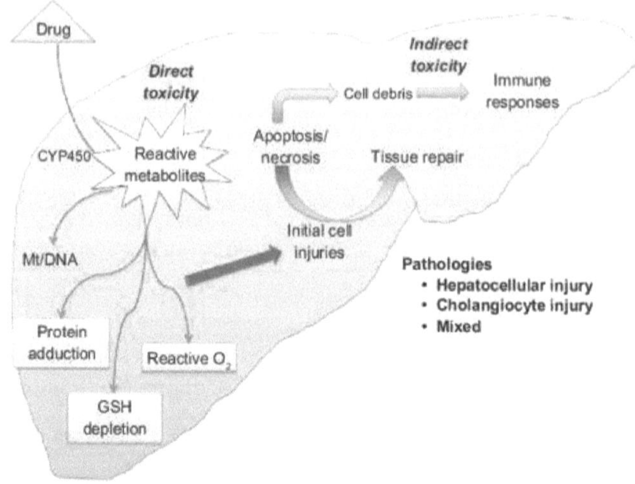

Figura 26. Diagrama esquemático dos principais eventos envolvidos na lesão hepática induzida por medicamentos

Medicamentos à base de plantas para limpar o fígado

A medicina tradicional utiliza ervas medicinais para limpar o fígado, que têm sido recomendadas na medicina tradicional desde o passado até à atualidade. De seguida, vamos conhecer algumas ervas para limpar o fígado:

1. Limpeza do fígado com alcachofra

O consumo de alcachofra estimula a secreção de bílis e, desta forma, os venenos e toxinas acumulados no fígado são eliminados. Além disso, reduz a quantidade de gordura armazenada no fígado e noutros órgãos. O consumo de chá de alcachofra durante 45 dias regula as enzimas hepáticas e elimina as toxinas do fígado. Para preparar este chá, basta ferver 10 a 20 folhas de alcachofra com 4 copos de água durante 15 minutos e, depois de coar, beber diariamente após as refeições. A alcachofra é uma das ervas muito úteis para o tratamento de limpeza do fígado.

2. Chicória

O extrato de chicória é recomendado na medicina tradicional para o tratamento de doenças da pele e do fígado e para a limpeza do fígado. Misturar três chávenas de extrato de chicória com três chávenas de extrato de rábano e beber três vezes por dia (uma chávena) antes das refeições.

3. Fumitória

A medicina tradicional dá especial ênfase à limpeza do fígado e da bílis com alho francês, porque o suor desta planta purifica e dilui o sangue, reduz o colesterol e a tensão arterial, é diurético e será útil para o tratamento e proteção do fígado.

4. Frutas e produtos hortícolas

A glutationa e o licopeno presentes no tomate purificam o fígado e tornam o organismo resistente ao cancro. Os flavonóides e o beta-caroteno presentes na cenoura e na beterraba fortalecem e limpam o fígado. As enzimas presentes nos vegetais de folha estimulam as enzimas digestivas e eliminam as toxinas do sangue.

5. Azeite e sumo de limão

Misture uma colher de sopa de azeite com uma colher de sopa de sumo de limão e coma-o de manhã, antes do pequeno-almoço. Esta combinação é óptima para eliminar as toxinas do fígado.

6. Chá de curcuma

A curcuma é uma das ervas importantes na desintoxicação do fígado, pois estimula a secreção da bílis, que é o mesmo líquido que o fígado utiliza para eliminar as toxinas. A cor amarela da curcuma também estimula a bílis devido à presença de curcumina. Ferva 4 copos de água e adicione 2 colheres de chá de curcuma moída e deixe ferver durante 10 minutos. Depois, espere 5 minutos para arrefecer. Pode adicionar mel, leite, natas, leite de coco ou óleo de coco e manteiga derretida ao chá de curcuma para o tornar mais saboroso. A pimenta preta também melhora o sabor deste chá e provoca uma melhor absorção da curcumina da curcuma. A lima e o gengibre não só aumentam as propriedades antioxidantes da curcuma, como também melhoram o sabor deste chá.

7. Limpeza de envenenamento do fígado com álcool

As propriedades terapêuticas dos extractos de ervas fizeram com que a medicina tradicional atribuísse um lugar especial aos extractos e procurasse sempre limpar o envenenamento do fígado com extractos. O chá de chicória, o chá de escorbuto e o cardo mariano são chás populares para eliminar toxinas e limpar o fígado e tratar doenças hepáticas. Os extractos de ervas são também recomendados para o tratamento da inflamação do fígado.

Dieta adequada para pessoas que sofrem de toxicidade hepática

Felizmente, o menu alimentar das pessoas que sofrem de doenças do fígado ou estão envolvidas em envenenamento do fígado não é limitado, pelo contrário, estas pessoas podem comer uma variedade de alimentos saudáveis e deliciosos que não só são úteis para o fígado, mas também desempenham o papel de limpar e desintoxicar bem o fígado. Como:

1. Os cereais integrais são uma das melhores e mais úteis fontes alimentares para pessoas que sofrem de toxicidade hepática e doentes hepáticos. Os cereais integrais podem ser consumidos sob

a forma de farelo, pão ou cereais integrais, arroz integral, massa de cereais integrais. Acrescente a este menu a aveia integral, o trigo sarraceno, as papas de aveia e o milho.

2. As frutas e os legumes devem constituir a maior parte da dieta dos doentes hepáticos, porque este grupo de alimentos é rico em nutrientes essenciais, para além de serem facilmente digeridos e, mais importante, as frutas e os legumes têm antioxidantes que protegem o fígado.

3. Os doentes hepáticos e as pessoas que sofrem de hepatotoxicidade devem consumir azeite, óleo de canola e óleo de linhaça na sua alimentação.

4. O consumo de proteínas saudáveis sob a forma de leite magro e produtos lácteos, juntamente com carne magra, feijão, ovos e produtos de soja, deve ser incluído na dieta das pessoas com doenças do fígado e das pessoas que sofrem de toxicidade hepática.

5.

Limpadores de fígado: Melhores alimentos para a toxicidade hepática

O consumo de alimentos fritos e gordurosos, de bebidas alcoólicas e de fast food causa disfunção hepática e doenças do fígado. Para proteger o fígado contra as doenças hepáticas, deve optar-se por uma dieta equilibrada e por alimentos que desempenhem o papel de limpar o fígado e purificar o sangue. Os produtos naturais de limpeza do fígado incluem:

1. **Azeite:** O consumo de ácidos gordos ómega 3 ajuda a manter o fígado saudável através da queima de gorduras. O azeite é rico em ácidos gordos ómega 3.

2. **Cereais integrais:** Acelera o metabolismo das gorduras no corpo e, por conseguinte, ajuda a saúde do fígado.

3.   **Maçãs:** A pectina das maçãs elimina as toxinas do estômago e reduz as toxinas do fígado.

4.   **Alho:** A alicina e o selénio presentes no alho actuam como purificadores do fígado.

5.   **Vegetais:** Os antioxidantes presentes em legumes como a couve-flor, os brócolos e a couve melhoram a função hepática.

6.   **Abacate:** Provoca a produção de glutatião no corpo, que é um antioxidante que limpa o fígado.

7.   **Vegetais verdes:** A clorofila dos vegetais verdes elimina as toxinas do fígado.

8.   **Beterraba vermelha:** O flamanoide presente na beterraba vermelha aumenta o poder enzimático do fígado.

9.   **Toranja:** A vitamina C produz enzimas de limpeza no corpo e desintoxicação.

10.   **Noz:** O aminoácido da noz destrói o amoníaco no fígado e limpa o fígado.

11.   **Chá verde:** O antioxidante presente no chá verde actua como um purificador do fígado.

12.   **Cúrcuma:** A sua propriedade anti-inflamatória reduz a inflamação do fígado.

13.   **Sementes de coentros:** Reduz o calor do corpo e elimina as toxinas do fígado.

Há muitos frutos que ajudam a limpar o fígado.

Que alimentos não devem ser consumidos por pessoas com intoxicação hepática?

Por muito que o consumo de certos alimentos seja necessário para as pessoas que sofrem de toxicidade hepática, alguns alimentos não devem ser consumidos porque são prejudiciais para o fígado. O consumo excessivo desses alimentos agrava a doença e pode até causar danos graves e permanentes ao fígado. Alimentos que as pessoas com intoxicação hepática não devem consumir:

1. Os alimentos processados contêm ingredientes processados e sem nutrientes que não só não são bons para o fígado, como também prolongam o período de recuperação. As pessoas com toxicidade hepática devem evitar comer pães processados, queijo e todas as comidas rápidas.

2. Os óleos hidrogenados devem ser eliminados da dieta e substituídos por óleos saudáveis. Mesmo que não tenha uma doença hepática, recomendamos que opte por óleos saudáveis e vegetais para ter um fígado saudável. Os doentes com hepatotoxicidade devem evitar o consumo de gorduras saturadas ou óleos trans.

3. O consumo de açúcar deve ser reduzido ao mínimo. É proibido consumir quaisquer adoçantes artificiais e sumos de fruta que contenham uma elevada concentração de açúcar, uma vez que o fígado envolvido na hepatite tóxica não consegue digerir estes adoçantes.

4. O consumo de sal, ferro e carne vermelha deve ser minimizado nestes doentes.

Capítulo VI

Tumores hepáticos malignos

O fígado pode ter um cancro primário ou um cancro metastático. O cancro primário é o cancro que ocorre nas células do próprio fígado. O cancro metastático é o cancro que se desenvolve noutras células do corpo e depois atinge o fígado. Diz-se que a maioria dos cancros do fígado são secundários ou metastáticos. Os cancros metastáticos são designados de acordo com o órgão primário em que se formaram. Por exemplo, um cancro que começou na mama e se espalhou para o fígado é designado por cancro da mama metastático. Pode falar com um especialista em sangue, cancro e oncologia ou com um especialista em tratamento do cancro. O risco mais elevado de cancro do fígado é observado em pessoas com uma idade média de 67 anos.

Existem, principalmente, dois tipos de cancro nas crianças

1.   Hepatoblastoma;
2.   Carcinoma hepatocelular (Carcinoma hepatocelular);
3.   O cancro do fígado em crianças representa cerca de 1% dos cancros do fígado. A probabilidade de sobrevivência do cancro do fígado em crianças de 5 anos é de 73%.

Cancro do fígado nas mulheres

Em geral, as mulheres têm cancro do fígado com menos frequência do que os homens. Os homens são mais propensos ao cancro do fígado do que as mulheres. O risco de os homens terem este tipo de cancro é três vezes superior ao das mulheres. No cancro do fígado, a possibilidade de tratamento é menor do que noutros tipos de cancro. De facto, o cancro do fígado é geralmente diagnosticado muito tarde e nas suas fases avançada e final. De acordo com um relatório da American Chemical Society (ACS), a probabilidade de sobrevivência dos doentes durante 5 anos após o diagnóstico de cancro do fígado por um médico é de 31%. Ou seja, entre as pessoas que contraem cancro do fígado, cerca de 31% continuam a viver durante pelo menos 5 anos. Se a mãe, o pai, a irmã ou o irmão de uma pessoa tiverem cancro do fígado, essa pessoa está mais exposta a esta doença.

Sistema de defesa fraco

As pessoas com SIDA e as pessoas com um sistema imunitário fraco são mais susceptíveis de contrair cancro do fígado. De facto, o risco de cancro do fígado nestas pessoas é 5 vezes superior ao das outras pessoas.

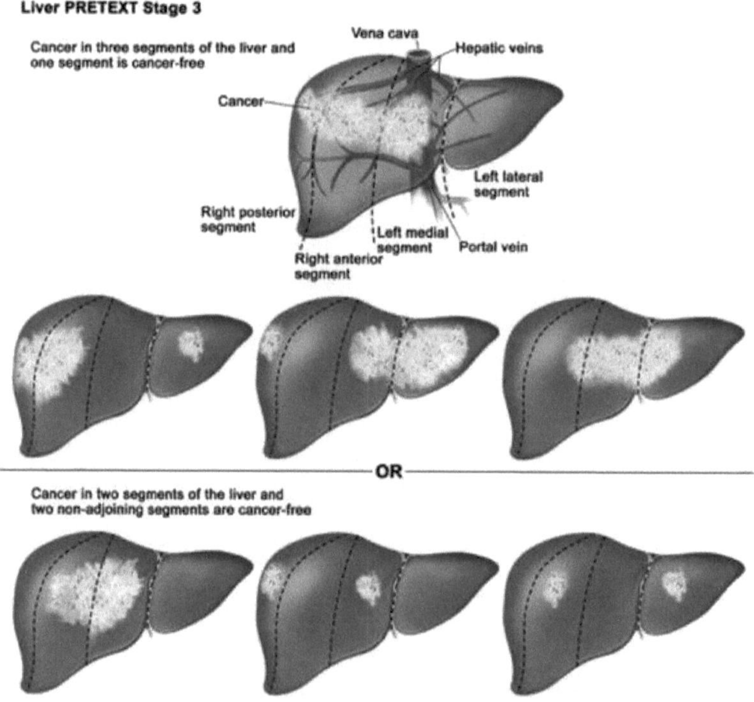

Figura 27. Tumores hepáticos na infância

Formas de prevenir o cancro do fígado

O cancro do fígado é mais difícil de tratar do que outros tipos de cancro. Mas as pessoas podem reduzir o risco deste cancro. Além disso, o cumprimento das medidas de prevenção do cancro pode aumentar a probabilidade de deteção precoce do cancro do fígado nas pessoas. Nenhuma medida pode prevenir completamente o cancro do fígado, mas as seguintes podem reduzir o risco.

Mudar o hábito de beber bebidas alcoólicas

O consumo contínuo e excessivo de bebidas alcoólicas aumenta significativamente a cirrose e o cancro do fígado. Deixar de beber álcool pode ajudar a reduzir o risco.

Reduzir o tabagismo

A redução do tabagismo, especialmente em pessoas com hepatite B e C, ajuda a prevenir o cancro do fígado.

Fitness

A obesidade é uma das causas do fígado gordo e da cirrose e pode levar à diabetes e ao cancro do fígado. Aumentar a saúde física e o peso adequado pode reduzir, em certa medida, o risco deste tipo de cancro.

Tratamento de doenças subjacentes

Doenças como a diabetes e a hemocromatose podem causar cancro do fígado. O tratamento destas doenças previne a sua progressão e o cancro do fígado.

Cirurgia

Para as pessoas que se encontram nas fases iniciais do cancro do fígado e existe a possibilidade de tratamento, a cirurgia e a remoção da massa parece ser a única forma de tratamento.

Transplante de fígado

Para as pessoas que pretendem efetuar um transplante de fígado, o tamanho do tumor hepático deve ser inferior a 5 cm e, se existirem vários tumores no fígado, o tamanho de cada tumor deve ser inferior a 3 cm. Caso contrário, o risco de o cancro voltar ao fígado é muito elevado e, devido ao elevado risco de recorrência, o transplante hepático não pode ser realizado. Um transplante de fígado bem sucedido reduz o risco de recidiva do cancro e permite que o fígado volte a funcionar normalmente no organismo. Mas o sistema de defesa do organismo pode rejeitar o novo órgão e atacá-lo como um agente estranho. Alguns medicamentos podem suprimir o sistema imunitário do organismo e ajudar o corpo a adaptar-se ao novo fígado. Mas estes medicamentos expõem a pessoa a infecções graves ao suprimir o sistema imunitário.

Cancros malignos

O hepatoma (CHC) é um tumor maligno do fígado, também designado por cancro das células hepáticas. Este cancro tem origem nas células funcionais do fígado. 75 a 85% dos cancros do fígado estão relacionados com este tipo. Noutras ocasiões, o cancro do fígado pode ter origem em vasos sanguíneos, pequenos canais biliares ou células hepáticas imaturas. O carcinoma hepatocelular é o quinto cancro mais frequente no mundo e a terceira causa de morte por cancro (depois do cancro do pulmão e do estômago). A incidência do CHC está a aumentar, o que se deve principalmente ao aumento da infeção por hepatite C. A incidência de hepatoma é fortemente afetada pelas áreas onde a infeção crónica por hepatite B é comum. A taxa mais elevada deste fator de risco encontra-se na Ásia. Nos países ocidentais, este valor é inferior e o álcool representa uma maior percentagem dos factores de risco. O carcinoma hepatocelular é o quinto cancro mais comum no mundo e a terceira causa mais comum de morte por cancro (depois do cancro do pulmão e do estômago).

Quais são os sintomas do hepatoma ou do cancro das células do fígado?

Os diferentes tipos de cancro do fígado provocam sintomas semelhantes. O tipo de cancro só pode ser diagnosticado após a realização de um exame. Em geral, os cancros do fígado não apresentam sintomas nas fases iniciais. Com o passar do tempo, podem surgir no organismo alguns dos seguintes sintomas de cancro do fígado avançado

1. A perda de peso inexplicável é um sintoma de cancro do fígado em homens e mulheres;
2. A perda de apetite é um dos sintomas mais importantes do cancro do fígado;
3. Dor na parte superior do abdómen;
4. Náuseas e vómitos;
5. Fraqueza e fadiga;
6. Inchaço abdominal;
7. Alterações da cor da pele e da parte branca dos olhos (iterícia);
8. Fezes brancas e calcárias;
9. Comichão em todo o corpo;
10. Inchaço das pernas;
11. Perda da libido (um dos sintomas silenciosos do cancro do fígado).

Se tiver sintomas semelhantes a estes sintomas ou se tiver doenças crónicas do fígado, não deixe de consultar um especialista em fígado ou um oncologista.

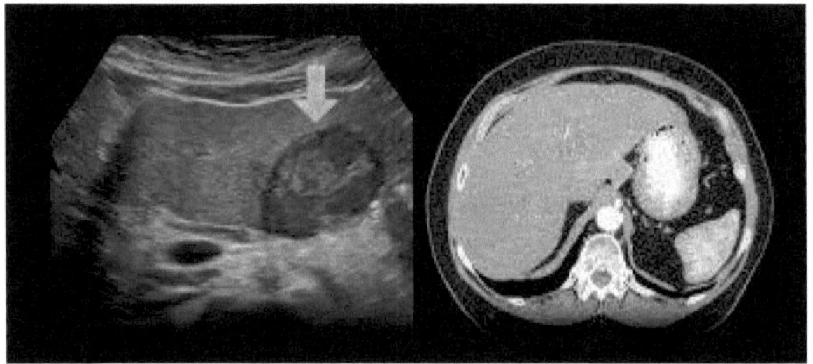

Figura 28. Factores de risco, sintomas e prevenção do cancro do fígado

1. A perda de peso e a anorexia são sintomas de hepatoma?

A perda de peso e de apetite é um dos sintomas do cancro do fígado. O tipo de cancro não pode ser diagnosticado através da análise destes sintomas. O médico prescreve uma biopsia ao fígado para uma investigação mais pormenorizada.

2. A dor abdominal é um sintoma de hepatoma?

Um problema no funcionamento do fígado pode causar dor abdominal e inchaço nesta zona. Se esta condição for acompanhada de sintomas como pele amarela, fadiga ou comichão no corpo, é mais provável que se trate de um problema no fígado e o médico prescreve testes para diagnosticar o cancro.

3. As náuseas e os vómitos são um sinal de cancro das células hepáticas?

Um dos sintomas do cancro das células hepáticas e de outros cancros do fígado são as náuseas e os vómitos. Este sintoma aparece gradualmente à medida que a doença progride. Se esta condição não desaparecer ao fim de alguns dias e se tiver sintomas como perda de peso e fadiga, não deixe de consultar um médico para verificar se existe carcinoma hepatocelular.

Qual é a causa do hepatoma ou do cancro do fígado avançado?

As pessoas que sofrem de doenças hepáticas de longa duração estão mais expostas ao cancro das células hepáticas. Se o fígado estiver marcado por uma infeção por hepatite B ou hepatite C, a possibilidade de hepatocarcinoma aumenta. De acordo com a investigação, as pessoas que consomem muito álcool ou que têm uma elevada acumulação de gordura no fígado são mais susceptíveis de sofrer de hepatoma. Se tiver alguma das seguintes doenças, deve prestar mais atenção aos sintomas do cancro das células do fígado e fazer exames regulares:

1. Lesões hepáticas devidas a defeitos congénitos;
2. Abuso de álcool e desenvolvimento de tumor maligno do fígado;
3. Infeção por hepatite B;
4. Infeção por hepatite C;
5. Hemocromatose (uma doença hereditária que provoca um excesso de ferro no fígado);
6. Cirrose hepática, massa hepática maligna.

A causa mais importante do cancro das células do fígado são as doenças crónicas do fígado. As infecções causadas pela hepatite B e C, bem como a cirrose hepática, podem levar ao carcinoma hepatocelular. Se sofre destas doenças, deve fazer um check-up regular e certificar-se da saúde das células do fígado.

Como é diagnosticado o hepatoma (cancro das células do fígado)?

Para diagnosticar o hepatoma ou o cancro das células do fígado, são normalmente realizados os seguintes exames

1. **Análises ao sangue:** Para diagnosticar a saúde do fígado, deve ser efectuada uma análise da função hepática. No sangue de pessoas com cancro do fígado, a quantidade de uma substância chamada alfa-fetoproteína (AFP) aumenta. Esta substância está naturalmente presente no corpo do feto. Mas desaparece após o nascimento. Se a quantidade desta substância aumentar nos adultos, existe a possibilidade de cancro CHC. Os sinais de cancro do fígado nas análises ao sangue podem incluir níveis elevados de enzimas hepáticas (como ALT e AST), níveis elevados de alfa-fetoproteína (AFP) e factores de coagulação sanguínea anormais.

2. **Exames de imagem:** Os tumores do fígado podem ser verificados através de exames imagiológicos, incluindo a ecografia. Com a utilização de ultra-sons, pode ser detectado um tumor com um centímetro de tamanho. A tomografia computorizada ou a ressonância magnética são utilizadas para avaliar o tumor.

3. **Biópsia hepática:** Após a observação de um tumor em exames imagiológicos, deve ser feita uma biópsia das células afectadas para determinar se a massa é benigna ou maligna, bem como para determinar o tipo de cancro.

Médico de cancro do fígado

Qual é o melhor tratamento para o hepatoma (cancro das células do fígado)?

O cancro do fígado ou uma massa no fígado podem ser tratados? Existem muitas opções de tratamento para o carcinoma hepatocelular. Para escolher a melhor opção de tratamento, o médico deve ter em atenção a localização e o tamanho do carcinoma hepatocelular e o estado geral de saúde deste órgão. Os métodos de tratamento do cancro das células hepáticas incluem os seguintes.

1. Operação hepática e cirurgia de transplante hepático (tratamento do cancro maligno do fígado)

Nas fases iniciais do cancro e quando a função hepática ainda é normal, é possível remover cirurgicamente o tumor canceroso e marginal do tecido saudável. Se o cancro maligno do fígado não se tiver espalhado para outros tecidos do corpo, com esta cirurgia, todo o fígado é removido e o fígado de um dador é substituído.

2. Matar células cancerígenas do fígado por aquecimento ou arrefecimento

Para algumas pessoas, a cirurgia não é uma opção adequada e as células cancerosas devem ser destruídas com calor ou frio. Neste método, com radiofrequência, congelação ou micro-ondas, as células cancerosas podem ser destruídas e o CHC do fígado pode ser tratado.

3. Quimioembolização e radioembolização para o tratamento do cancro do fígado

Neste método, um cateter é introduzido no fígado através dos vasos sanguíneos e os medicamentos de quimioterapia ou a radiação atingem diretamente as células cancerígenas. Desta forma, o estudo das experiências dos sobreviventes do cancro do fígado será muito útil. Para algumas pessoas, a cirurgia não é uma opção adequada e as células cancerígenas têm de ser destruídas com calor ou frio.

4. Radioterapia ou terapia medicamentosa direccionada do hepatoma hepático

Este procedimento pode substituir ou ser efectuado juntamente com a cirurgia. Neste método, são utilizados raios X ou protões para destruir as células cancerígenas. O feixe é irradiado diretamente para um ponto e destrói o cancro. No tratamento medicamentoso, estes medicamentos atacam os pontos fracos das células cancerígenas e impedem a progressão da doença.

5. Como é que o hepatocarcinoma avançado é tratado?

O cancro do fígado pode ser tratado? O cancro do fígado avançado não tem tratamento padrão. A quimioterapia e a radioterapia de baixa dose podem controlar a propagação do cancro e reduzir a dor. No entanto, estes elementos são pouco benéficos nesta fase do cancro. Nesta fase, a maioria dos doentes usa analgésicos juntamente com medicamentos para aliviar as náuseas, melhorar o apetite e reduzir o inchaço abdominal.

Symptoms of hepatoma	Hepatoma tumor diagnosis method	Complications of liver hepatoma
Changes in skin color and the whites of the eyes (jaundice)	Blood test	Thrombosis of the portal vein
White and chalky stools	Sonography	Varicose bleeding
Itching all over the body	Liver biopsy	Jaundice

As complicações hepáticas do carcinoma hepatocelular incluem a encefalopatia hepática, a trombose da veia porta, a exacerbação da ascite, a hemorragia varicosa, a iterícia obstrutiva e o abcesso hepático piogénico. A hemorragia intraperitoneal é uma das complicações potencialmente fatais do CHC. Hemangioma (também chamado hemangioma)

As lesões sólidas benignas mais comuns do fígado

Trata-se de uma lesão vascular congénita que contém tecido fibroso e pequenos vasos sanguíneos que acabam por se desenvolver. O tamanho varia de pequeno (1cm ou menos) a hemangioma cavernoso gigante (10 a 20cm). A rutura espontânea (hemorragia) é rara.

Adenomas hepáticos

As neoplasias sólidas benignas do fígado são mais comuns em mulheres jovens. São normalmente solitários, embora também possam ocorrer adenomas múltiplos.

Fator de risco: Utilização anterior ou atual de contraceptivos orais, embora possa ocorrer mesmo sem a utilização de contraceptivos orais. Está associada a rutura espontânea, juntamente com hemorragia intraperitoneal e risco de cancro (hepatocarcinoma).

Hiperplasia nodular focal (HNF)

Outra lesão sólida benigna do fígado é mais comum em mulheres em idade reprodutiva (semelhante ao adenoma), embora a associação com a utilização de pílulas contraceptivas orais não seja clara.

1.   Normalmente não se rasgam sozinhas;

2.   Não têm um risco significativo de desenvolver cancro;

3.   Quistos hepáticos;

4.   Estruturas hepáticas cheias de fluido.

Os diferentes tipos de quistos hepáticos são

1.   Quistos hepáticos simples;

2.   Quisto biliar;

3.   Quistos de parasitas;

4.   Cistadenomas.

O fígado é o maior órgão interno do corpo, que pesa entre 1300 e 1600 gramas em adultos saudáveis. O fígado desempenha um papel importante na manutenção da homeostase e no metabolismo do organismo. Esta questão faz com que o fígado seja afetado por vários tipos de doenças e seja um órgão relativamente vulnerável. Por outras palavras, qualquer doença ou perturbação que afecte o metabolismo normal do organismo pode também afetar o fígado. Entre estas doenças, podemos mencionar as massas hepáticas.

Função hepática

Algumas das funções que o fígado desempenha no corpo incluem as seguintes: Todos os alimentos que são absorvidos no intestino e no sistema digestivo vão para o fígado através de uma veia chamada veia porta, onde são alterados para que possam ser utilizados por outros tecidos do corpo. Tal como os alimentos, os medicamentos orais, depois de serem absorvidos pelo sistema digestivo, passam primeiro pelo fígado, onde são convertidos na sua forma ativa. O fígado elimina do organismo, através da bílis, muitas toxinas e compostos em excesso no plasma sanguíneo. Muitas proteínas do plasma sanguíneo ou do soro são produzidas pelas células hepáticas. O fígado está envolvido no sistema imunitário do organismo e na resistência às infecções. O fígado armazena várias substâncias como o ferro, o glicogénio, os triglicéridos e as vitaminas. No livro de patologia de Robbins, está escrito o seguinte sobre a função do fígado no corpo: "No cruzamento entre o sistema digestivo e outros órgãos do corpo, o fígado desempenha um papel importante na manutenção da homeostase metabólica do corpo.

Estes papéis e funções do fígado incluem o processamento dos aminoácidos, hidratos de carbono, lípidos e vitaminas dos alimentos, a produção de proteínas séricas e a desintoxicação e eliminação de toxinas e substâncias biológicas estranhas através da bílis. Por outras palavras, todos os alimentos que são absorvidos pelo sistema digestivo, bem como muitos medicamentos orais e até venenos, chegam primeiro ao fígado através da circulação sanguínea e são aí metabolizados ou processados.

O fígado é tóxico para os factores e agentes metabólicos, microbianos e sensíveis ao sangue. Em alguns casos, a doença manifesta-se principalmente no tecido hepático. Noutros casos, doenças comuns nos seres humanos, como a insuficiência cardíaca (especialmente a insuficiência cardíaca direita), a diabetes e as infecções extra-hepáticas afectam frequentemente o fígado de forma secundária. O fígado tem uma reserva funcional muito grande e, em todas as doenças hepáticas, exceto na insuficiência hepática, a renovação do tecido hepático é observada de forma muito rápida e aguda.

Numa pessoa normal, a remoção de 60% do tecido hepático por cirurgia (hepatectomia) conduz a uma perturbação parcial ou temporária do fígado e o tecido hepático é renovado no prazo de 4 a 6 semanas, ou seja, o fígado tem a capacidade de regenerar o tecido. Mesmo que as células do fígado sejam extensivamente necrosadas e destruídas, mas a estrutura do tecido conjuntivo do fígado seja preservada, o tecido hepático regressará quase completamente.

Tipos de massas hepáticas

Os tipos de massas hepáticas dividem-se em quistos hepáticos, nódulos (uma espécie de protuberância) e tumores hepáticos.

Abcessos hepáticos

É provável que já tenha ouvido falar de abcessos hepáticos ou quistos hepáticos. Os quistos hepáticos têm frequentemente origem em infecções parasitárias, como a ameba e o equinococo, e, segundo as estatísticas, são comuns nos países em desenvolvimento, como o nosso querido país, o Irão. Nos países desenvolvidos, os quistos ou abcessos hepáticos bacterianos são mais comuns do que os quistos hepáticos parasitários. Os quistos hepáticos bacterianos, geralmente designados por quistos hepáticos purulentos, apresentam-se como lesões com um tamanho de vários milímetros a vários centímetros. Os sintomas dos quistos hepáticos são, regra geral, febre e, na maioria dos casos, na região superior. O lado direito do abdómen (onde se encontra o fígado) fica doloroso e o fígado da pessoa fica aumentado e doloroso. Se os canais biliares extra-hepáticos estiverem bloqueados, também se pode observar iterícia ou iterícia. Se observar estes sintomas, consulte um médico. Para o tratamento dos quistos hepáticos, se as lesões forem pequenas, são utilizados antibióticos ou medicamentos antiparasitários e, se as lesões forem maiores, é utilizada a drenagem cirúrgica do quisto ou do abcesso. Em caso de diagnóstico e tratamento atempados do abcesso hepático, a probabilidade de salvar o doente é superior a 80%, caso contrário, existe mesmo o risco de morte devido ao quisto hepático. Por conseguinte, se os sintomas de um abcesso hepático aparecerem, é importante consultar um médico. Outro tipo de massas hepáticas são os tumores e as massas cancerosas do fígado, que na maioria dos casos têm a chamada origem metastática e são originários de outro órgão visceral que não o fígado.

O que é a metástase?

Se tem uma pergunta, o que é a metástase? Devemos dizer que a metástase, em palavras simples, é a disseminação de células cancerígenas do local do tumor primário para outros órgãos e tecidos do corpo.

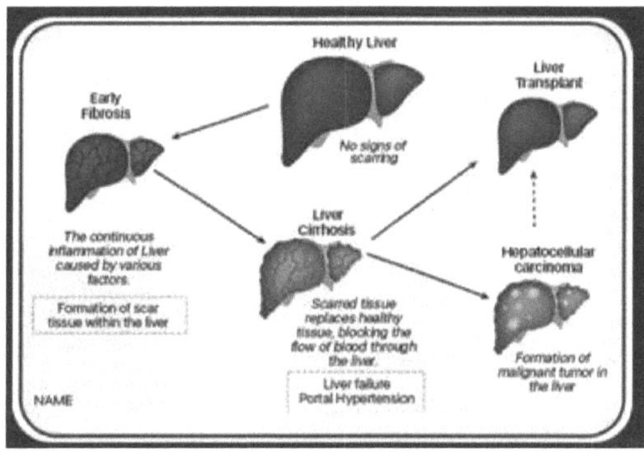

Figura 29. Tumores do fígado | Tumores do fígado

Os cancros do fígado mais comuns

Os cancros do fígado mais comuns são os cancros metastáticos do fígado, o que significa que o tumor primário se desenvolveu noutro órgão que não o fígado e que as células tumorais se espalharam pelo sangue e envolveram também o fígado. Normalmente, a localização do tumor primário que metastiza para o fígado é no cólon, no intestino, no pulmão ou na mama. Diz-se que um fígado saudável e normal é mais sensível às metástases do cancro do que um fígado cirrótico. As massas hepáticas podem causar uma sensação de peso ou desconforto na zona epigástrica. Os doentes com cancro do fígado metastático recorrem normalmente aos centros médicos com queixas ou sintomas como fraqueza e perda de apetite, iterícia, ascite (inchaço ou acumulação de líquido no abdómen) e dor na parte superior direita do abdómen.

Esperança de vida dos doentes com metástases hepáticas

A esperança de vida dos doentes com metástases hepáticas ou cancro do fígado metastático depende da localização inicial do tumor e da fase da doença em que o cancro foi diagnosticado e em que foram tomadas medidas de tratamento. Em geral, quando uma massa cancerosa entra na fase de metástase, torna-se difícil controlar a doença. Felizmente, hoje em dia, com a disponibilidade de múltiplos métodos para diagnosticar e tratar os cancros do fígado metastáticos, é possível abrandar ou parar o curso da doença e ajudar a aumentar a esperança de vida dos doentes com metástases no fígado.

Tumores benignos e nódulos hepáticos
Outra discussão relacionada com os tipos de massas hepáticas são os tumores benignos e os nódulos hepáticos.

Hemangiomas cavernosos do fígado
As lesões hepáticas benignas mais comuns são denominadas hemangiomas cavernosos do fígado e, contrariamente ao seu nome assustador, não são perigosas. Um hemangioma é uma massa benigna que ocorre no revestimento dos vasos sanguíneos. O único grande problema dos hemangiomas cavernosos do fígado é o facto de poderem ser confundidos com tumores hepáticos metastáticos.

Adenoma hepático
O adenoma hepático é outro tipo de tumor hepático benigno que se desenvolve frequentemente em mulheres jovens que tomam pílulas contraceptivas orais (PCO) e regride quando param de as tomar. O adenoma hepático pode ser confundido com cancro maligno do fígado quando se apresenta como uma massa hepática. O adenoma hepático pode

tornar-se perigoso em determinadas condições. O adenoma hepático é assintomático em quase metade dos doentes. Os sintomas do adenoma hepático manifestam-se sobretudo sob a forma de dor na parte superior direita do abdómen e, em casos mais graves, de hemorragia intra-abdominal aguda. Os doentes sintomáticos com adenoma do fígado são tratados com cirurgia e remoção do adenoma.

Nódulos hepáticos

Os nódulos hepáticos incluem hiperplasia nodular local, nódulos macro regenerativos e nódulos displásicos. Estes nódulos são, na sua maioria, nódulos não cancerosos e não são preocupantes. Um dos métodos eficientes e eficazes de diagnóstico dos nódulos e tumores do fígado é a imagiologia. Esta imagiologia pode ser efectuada de diferentes formas, mas normalmente utiliza-se mais a ecografia e a TAC.

O que significa o termo massa hipoacústica no fígado?

A ecogenicidade é o nível de capacidade ecogénica das partes do corpo para lidar com as ondas de ultra-sons. Além disso, o tecido com baixa ecogenicidade é denominado hipoecóico. O tecido hepático normal e saudável tem uma consistência macia, mas as massas hepáticas são hipoecogénicas porque são normalmente compactas e duras. As massas hipoecogénicas do fígado podem ser benignas ou malignas. A tomografia computorizada e outros exames são necessários para determinar o tipo maligno ou benigno das massas hipoecogénicas do fígado.

A massa hipoecogénica no fígado é perigosa?

Deste modo, não se pode afirmar com certeza que a presença de uma massa hipoacumulativa no fígado é perigosa, porque esta massa pode não ser cancerosa e nem sequer requer tratamento.

Cancro do fígado (CHC) ou massa maligna do fígado e seus sintomas

O cancro do fígado, também designado carcinoma hepatocelular (CHC), representa mais de 5% dos casos de cancro no mundo. Muitos factores podem estar envolvidos na ocorrência do cancro do fígado, incluindo: Idade, sexo, substâncias químicas, vírus, produtos químicos, hormonas, álcool e alimentos.

Os principais factores que levam ao cancro do fígado são: Infeção pelos vírus das hepatites B e C, cirrose alcoólica e hemocromatose.

O diagnóstico do cancro do fígado não é muito fácil e os seus sintomas são normalmente designados por sintomas silenciosos do cancro do fígado. O cancro do fígado pode apresentar-se como uma ligeira hepatomegalia (aumento do fígado) em doentes que já tenham cirrose ou doenças subjacentes. Alguns doentes podem sentir dores na região epigástrica (na parte superior do abdómen) ou perder peso. Os dados laboratoriais (resultados de análises) também são úteis, mas, infelizmente, não têm uma especificidade elevada para diagnosticar o cancro primário do fígado. No entanto, o cancro do fígado está normalmente associado a outras doenças e perturbações subjacentes, o que torna o seu diagnóstico diferencial algo difícil.

Esperança de vida dos doentes com cancro do fígado

A esperança média de vida dos doentes com cancro do fígado é de 7 meses, podendo morrer devido a uma das seguintes situações: Perda de peso acentuada, insuficiência hepática com coma hepático e, raramente, rutura do tumor com hemorragia fatal. O cancro das células hepáticas ou o carcinoma hepatocelular podem ser tratados se forem diagnosticados a tempo. O cancro do fígado pode ser tratado de diferentes formas, incluindo o transplante de fígado, a remoção de parte do tecido hepático, a radioterapia, a quimioterapia, etc.

Tratamento de vários tipos de massas hepáticas

O método de tratamento das massas hepáticas pode ser diferente consoante o seu tipo e a idade e condição física do doente. No tratamento do cancro do fígado secundário ou metastático, procura-se normalmente suprimir os sintomas da doença e aumentar o tempo de vida do doente. Este tipo de tratamento é designado por tratamento paliativo. No entanto, também podem ser utilizados métodos como a quimioterapia ou a radioterapia para tratar o cancro do fígado metastático. Para tratar os tumores cancerosos do fígado, se o tumor ainda for pequeno ou envolver apenas uma pequena parte do fígado, o tumor é removido cirurgicamente do corpo. Um dos métodos eficazes para tratar os tumores cancerosos primários do fígado é o método RF. O método RF é um método local para destruir as células cancerígenas. Neste método, utilizando um dispositivo, um fluxo de ondas de rádio de alta frequência é direcionado para o local do tumor para provocar a destruição das células tumorais através da geração de calor local. Este procedimento é efectuado sem cirurgia e com a ajuda de anestesia local. Os quistos hepáticos devem ser removidos cirurgicamente se forem grandes ou se houver risco de rutura. De acordo com o critério do médico, em alguns casos a cirurgia pode não ser necessária e o médico drenará o líquido dentro do quisto hepático usando uma agulha e através da pele. No processo de tratamento dos quistos hepáticos, são normalmente utilizados medicamentos antiparasitários, uma vez que a origem dos quistos hepáticos são normalmente parasitas, como a equinococose. As massas e lesões hepáticas benignas requerem, geralmente, tratamentos agressivos como a cirurgia e podem, muitas vezes, ser tratadas com controlo medicamentoso.

A diferença entre cancro maligno do fígado e cancro benigno do fígado

De acordo com a investigação realizada, existem muitos tumores hepáticos benignos e, normalmente, não são efectuadas intervenções invasivas para os mesmos. Dois tumores hepáticos benignos incluem o hemangioma e a hiperplasia nodular focal, que não são malignos. Além disso, o adenoma hepatocelular é um dos tipos em que a probabilidade de malignidade é muito baixa. Uma das formas de distinguir o cancro do fígado maligno do cancro do fígado benigno é através de diferentes exames imagiológicos. Por exemplo, a tomografia computadorizada e a ressonância magnética são os dois exames que ajudam no diagnóstico do cancro do fígado maligno e benigno.

Sintomas do cancro do fígado e da vesícula biliar

O cancro do fígado e da vesícula biliar têm normalmente sintomas semelhantes. Naturalmente, o cancro da vesícula biliar é geralmente fatal e tem um início muito agressivo. Seguem-se os sintomas do cancro do fígado. Muitos doentes não apresentam quaisquer sintomas específicos de cancro do fígado nas fases iniciais do cancro. Alguns dos sintomas do cancro do fígado são sintomas silenciosos. Os sintomas aparecem geralmente em fases mais avançadas.

Quais são os factores de risco do cancro do fígado?

O cancro do fígado é um dos cancros em que o estilo de vida e os factores ambientais desempenham um papel importante na sua ocorrência. Os seguintes factores aumentam o risco de desenvolver este tipo de cancro:

1. **Idade:** Este cancro é mais comum em pessoas idosas. A maioria dos casos desta doença é diagnosticada entre os 55 e os 64 anos de idade;

2. **Género:** O cancro do fígado é mais frequente nos homens;

3. **Raça e etnia:** Esta doença é mais prevalente em algumas etnias e áreas geográficas. Por exemplo, nos Estados Unidos, a frequência deste cancro é mais elevada entre os índios americanos e os nativos do Alasca do que noutros;

4. **Consumo de álcool:** O consumo de álcool durante muitos anos aumenta o risco deste tipo de cancro;

5. **Cigarros:** Os cigarros contêm dezenas de substâncias tóxicas para o fígado e fumar é uma das actividades mais perigosas para o cancro do fígado;

6. **Aflatoxina:** A aflatoxina é uma substância tóxica produzida por um tipo de bolor. O bolor da aflatoxina pode crescer em amendoins, grãos e milho. Nos países desenvolvidos, são aplicadas leis rigorosas para evitar que a aflatoxina entre nos alimentos;

7. **Utilização de esteróides anabolizantes:** A utilização prolongada de hormonas esteróides (testosterona sintética) na musculação e no culturismo aumenta o risco de desenvolver este cancro.

Rastreio do cancro do fígado

Se estiver em risco de contrair cancro devido a factores de risco de cancro, o seu médico pode recomendar um rastreio regular. O rastreio significa verificar os sinais de cancro antes do aparecimento dos sintomas e, com esta abordagem, o cancro pode ser diagnosticado e tratado antes de se espalhar. O tratamento do cancro do fígado nas fases iniciais aumenta significativamente as hipóteses de recuperação completa. O rastreio regular do fígado é recomendado para pessoas com determinadas doenças, incluindo:

1. As pessoas que sofrem de cirrose hepática;

2. Doentes com infeção crónica por hepatite C;

3. As pessoas que têm o fígado gordo em estado avançado, caso em que se deparam com os sintomas de fígado gordo. Naturalmente, é de salientar que os sintomas de fígado gordo são os mesmos em homens e mulheres.

Para as pessoas mencionadas, recomenda-se um rastreio regular de 6 em 6 meses. Os testes de rastreio incluem os seguintes:

1. Ultrassom do fígado;

2. Análise ao sangue para detetar a molécula AFP.

Capítulo VII

Tumores hepáticos benignos

Qualquer nódulo no corpo não é necessariamente maligno, mesmo que se encontre no fígado. Alguns tipos de massas são benignos e indolores e não incomodam a pessoa afetada. É claro que devemos lembrar-nos de não deixar estas massas benignas em paz, porque algumas delas têm a possibilidade de se tornarem malignas e outras requerem uma investigação e um acompanhamento mais pormenorizados. Entre estas massas, podemos mencionar o hemangioma hepático, o adenoma hepático e a HNF, cada um dos quais é um tipo de massa hepática benigna.

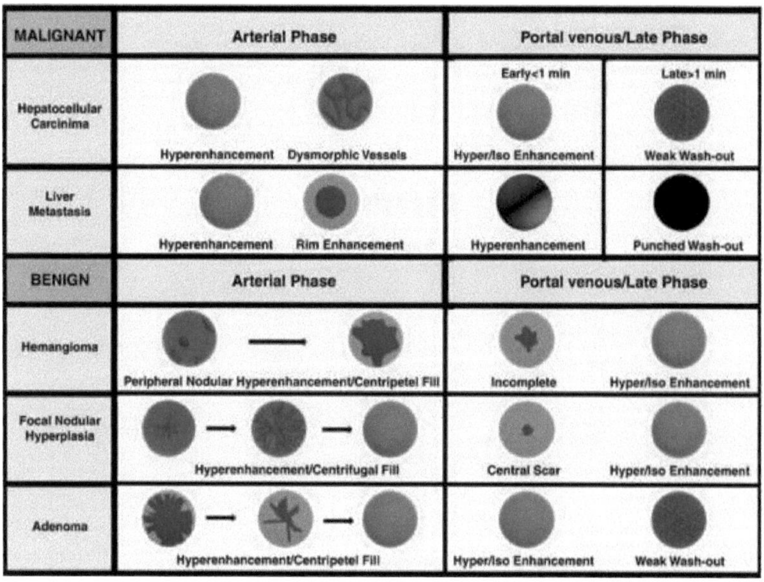

Figura 30. Tumores malignos do fígado

O hemangioma é a massa hepática benigna mais comum que pode ser diagnosticada em qualquer idade, mas é mais provável que seja encontrada na meia-idade, entre os 30 e os 50 anos. Numa entrevista à JamJam, o Dr. Fruten, especialista em doenças gastrointestinais, hepáticas e das vias biliares, explica o que são estas massas benignas: Quando se formam massas hepáticas benignas, o doente não apresenta quaisquer sintomas especiais e as enzimas hepáticas são normais. Além disso, a bilirrubina e a função hepática são normais nestas condições e a massa é, de facto, diagnosticada incidentalmente.

Como é que estas massas são diagnosticadas?

Se as massas hepáticas benignas não têm sintomas, então como é que podem ser diagnosticadas? Talvez esta pergunta também já lhe tenha sido feita, por isso é bom saber a opinião do Dr. Forotan. Diz ele: Estes nódulos são revelados e diagnosticados por acaso e quando o doente vem fazer exames imagiológicos por outra razão. Naturalmente, este especialista em doenças digestivas e hepáticas sublinha: A existência destas massas tem de ser confirmada através de dois métodos radiológicos, o que significa que, se apenas a presença de uma massa for registada na ecografia, não é suficiente, sendo definitivamente necessária uma TAC ou uma RMN para que o doente confirme a sua benignidade. Segundo ele, é necessário efetuar dois métodos radiológicos ou imagiológicos para confirmar a benignidade destas massas e, se necessário, pode até ser possível recorrer a um exame nuclear ou a uma amostragem do fígado.

A relação entre as massas hepáticas e a utilização de pílulas contraceptivas

O uso excessivo e prolongado de pílulas contraceptivas pode ser eficaz na criação de alguns tipos de massas hepáticas benignas. Para além disso, o tamanho do hemangioma hepático pode aumentar com a utilização destas pílulas. Por conseguinte, as pessoas que sofrem de hemangioma hepático são aconselhadas a evitar tomar pílulas contraceptivas e hormonas sexuais e, se possível, a não engravidar, porque o tamanho do hemangioma hepático aumenta durante a gravidez. É claro que, por vezes, esta massa, ou seja, o hemangioma hepático, pode estar presente no fígado desde o início.

Hemangiomas

O hemangioma é o tumor benigno mais comum do fígado e, à exceção da pele e das membranas mucosas, o fígado é também o local mais comum de hemangiomas. As mulheres sofrem desta doença 6 vezes mais do que os homens. Histologicamente, os hemangiomas hepáticos são cavernosos: A maioria dos hemangiomas são lesões sub capsulares únicas e pequenas que são encontradas acidentalmente durante a laparotomia ou na autópsia. As lesões com mais de 4 cm de diâmetro podem causar dor abdominal ou uma massa palpável. Os hemangiomas congénitos de grandes dimensões no fígado podem estar associados a lesões semelhantes na pele. Por vezes, a manifestação clínica do hemangioma assemelha-se a uma fístula arteriovenosa e provoca hipertrofia cardíaca e insuficiência cardíaca congestiva. A biopsia com agulha grossa é perigosa, mas a biopsia aspirativa com agulha fina não é perigosa. No entanto, a biopsia raramente é recomendada, uma vez que, na maioria dos casos, o diagnóstico definitivo pode ser efectuado com cintigrafia, TAC com contraste, RMN ou angiografia. Os hemangiomas sintomáticos devem ser removidos por lobectomia ou remoção da massa. Parece que os estrogénios exógenos contribuem para a recorrência acidental de hemangiomas grandes, pelo que devem ser evitados. A evolução clínica dos hemangiomas assintomáticos, quer sejam grandes ou pequenos, é benigna.

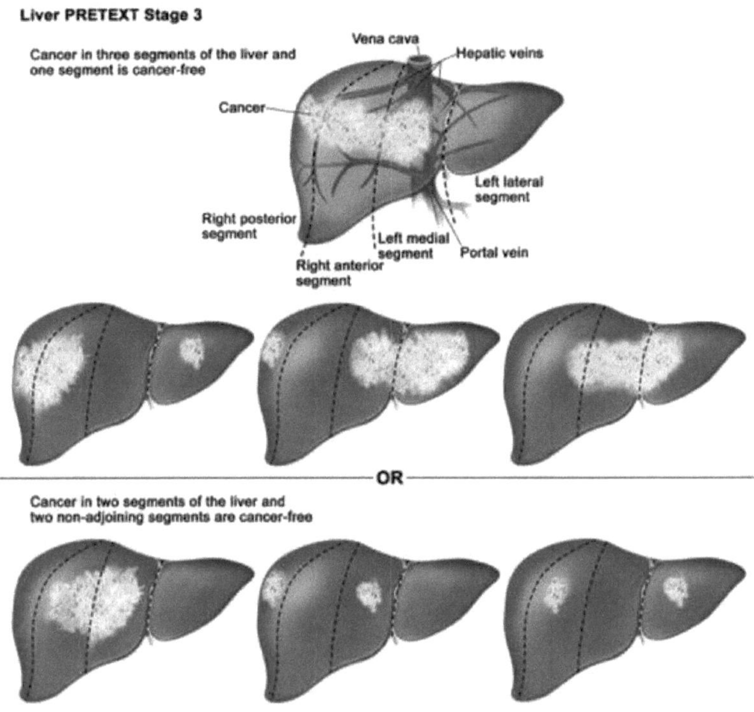

Figura 31. Tumores hepáticos na infância

Quistos

Os quistos hepáticos são geralmente lesões únicas que não causam quaisquer sintomas. Por vezes, os quistos de grandes dimensões provocam nódulos ou desconforto na parte superior do abdómen. A doença policística do fígado está associada à doença policística dos rins em metade dos casos. Nos doentes que apresentam apenas um ou dois quistos hepáticos, deve ser sempre considerada a possibilidade de equinococose.

A maioria dos quistos individuais tem um revestimento sério. Os quistos individuais que têm uma cobertura epitelial cúbica são classificados no grupo dos cistadenomas e devem ser removidos porque são pré-malignos. Os quistos multipartidos (com paredes) são geralmente neoplásicos se não forem equinococos. O método de tratamento mais simples consiste em remover a parte superficial da parede do quisto por laparoscopia.

Adenoma hepático

Os adenomas hepáticos são observados quase exclusivamente em mulheres e a sua prevalência está a aumentar devido à utilização generalizada de pílulas contraceptivas orais. A utilização de compostos que contêm mestranol tem sido associada a um número desproporcionado de casos da doença, mas a história da utilização do mestranol é mais longa do que a de outros fármacos. Estes tumores são massas moles, de cor amarela a castanha e com limites específicos, que têm entre 2 e 15 cm de diâmetro. A maioria dos tumores que provocam sintomas clínicos tem entre 8 e 15 cm de diâmetro. Dois terços dos adenomas hepáticos são malignos; existem muitos outros casos. O adenoma hepático benigno ou a displasia hepatocelular podem transformar-se em carcinoma hepatocelular na fase intermédia. Cerca de metade dos doentes são assintomáticos. A maioria dos doentes sintomáticos apresenta dor no quadrante superior direito ou hemorragia intra-abdominal aguda ou choque. Os episódios hemorrágicos agudos têm uma forte relação com a hemorragia menstrual. As provas de função hepática e os níveis de AFP são geralmente normais. Na TAC e na ecografia do fígado, observa-se um defeito local. Na angiografia hepática, as lesões são variáveis num espetro que vai do avascular ao hipervascular e, normalmente, não podem ser distinguidas do hepatoma maligno. A biopsia por aspiração é segura.

Os adenomas hepáticos sintomáticos devem ser removidos; em doentes com hemorragia aguda, esta cirurgia pode salvar-lhes a vida. Os adenomas hepáticos podem regredir com a interrupção da toma de pílulas contraceptivas orais, sendo este tratamento adequado para lesões sem sintomas ou com sintomas ligeiros e com menos de 6 cm. Os adenomas hepáticos de grandes dimensões devem ser removidos sem período de espera após a interrupção da pílula contraceptiva, pois a possibilidade de hemorragia ou malignidade é maior nestes casos. A utilização de pílulas contraceptivas orais deve ser proibida para sempre e em todas as doentes. A radioterapia e a quimioterapia não têm qualquer valor.

Hiperplasia nodular local

A hiperplasia nodular local é uma lesão benigna que não tem qualquer possibilidade de malignidade. Esta lesão é duas vezes mais frequente nas mulheres do que nos homens. A idade média da doença é de 40 anos, mas o tumor pode ser observado em qualquer idade. A toma de pílulas contraceptivas orais pode contribuir para o aparecimento ou crescimento de tumores. Nos doentes sintomáticos, as lesões têm, em média, entre 4 e 7 cm de diâmetro e, por vezes, são numerosas. Oitenta por cento dos casos são isolados. A visão transversal da massa patognomónica consiste numa cicatriz estrelada central e em paredes fibrosas radiais que dividem a lesão em partes mais pequenas. Histologicamente, estas partes são acumulações nodulares de hepatócitos normais que não possuem veias centrais ou portas tríades. O alargamento do ducto biliar também é observado nos nódulos.

A maioria dos doentes com hiperplasia nodular local é assintomática. Alguns sintomáticos apresentam uma massa no quadrante superior direito do abdómen e desconforto no mesmo quadrante ou em ambos. Ao contrário dos adenomas hepáticos, estas lesões raramente aumentam de tamanho ou sangram, e a evolução clínica das lesões é benigna, sem sintomas. Um pequeno número de doentes com hiperplasia nodular local sofre de hipertensão da veia porta. As provas de função hepática e os níveis de AFP são geralmente normais. As doentes que tomam pílulas contraceptivas orais devem parar de as tomar. As lesões sintomáticas devem ser removidas; as lesões assintomáticas (a maioria das lesões) devem permanecer sem manipulação.

O hemangioma hepático é um crescimento benigno (não canceroso) e um emaranhado de vasos sanguíneos no fígado. Esta doença raramente é considerada grave, mesmo que não seja tratada, não há risco de se tornar cancro do fígado. Esta doença forma-se no tecido hepático e, devido ao facto de se formar a partir da massa sanguínea dos vasos sanguíneos do fígado, normalmente não apresenta quaisquer sintomas. Na maioria dos casos, quando se efectua uma TAC e outros exames de imagem para detetar outras doenças, o médico detecta a presença de um hemangioma hepático. O hemangioma hepático ou hemangioma hepático é um tipo de tumor não canceroso no fígado que consiste em vasos sanguíneos acumulados com uma forma inadequada. Estes vasos sanguíneos são alimentados pela artéria hepática e raramente causam problemas significativos no fígado. De facto, este tipo de tumor benigno do fígado não se transforma em cancro e está associado a sintomas incómodos apenas quando cresce. A massa sanguínea hepática não se transforma num tumor canceroso e, na maioria dos casos, não se torna maior do que é. É bom saber que o hemangioma hepático tem um risco mais elevado em pessoas com níveis elevados de estrogénio.

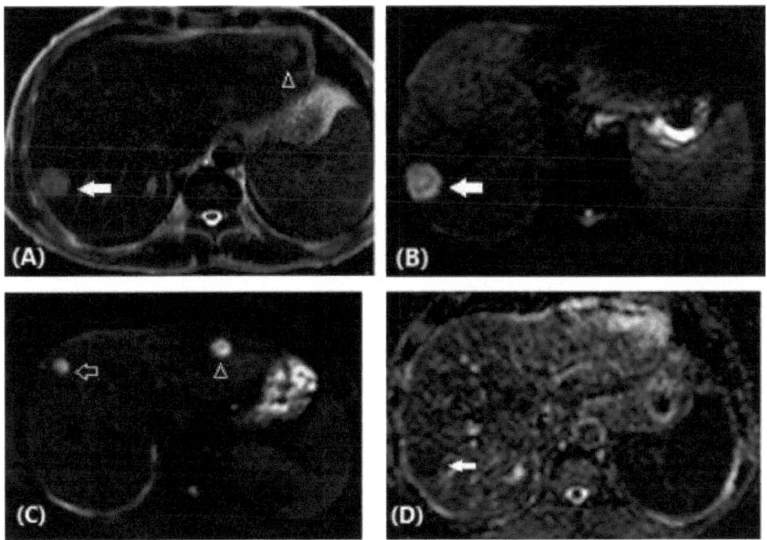

Figura 32. Lesões hepáticas focais benignas versus malignas: Valor diagnóstico da RM ponderada em difusão qualitativa e quantitativa

Sintomas do hemangioma hepático

Na maioria dos casos, estas massas de sangue são pequenas e não causam sintomas. Os hemangiomas com menos de 4 cm são inofensivos em mais de 99% das vezes, mas 10 cm é o tamanho perigoso do hemangioma hepático, que é chamado hemangioma gigante. Neste caso, os tumores causam sintomas devido ao elevado inchaço e à pressão que exercem sobre o estômago.

Os sintomas mais comuns são:

1. Flatulência;

2. Náuseas;

3. Dor na parte superior direita do abdómen;

4. Sensação de plenitude no estômago ou perda de apetite.

A causa do hemangioma hepático

Os especialistas ainda não conseguiram encontrar a principal razão para a formação de uma massa sanguínea benigna no fígado. Parece que esta complicação é congénita e pode estar relacionada com a genética das pessoas. Por outro lado, alguns médicos consideram que existe uma relação efectiva entre a massa sanguínea benigna do fígado e o estrogénio. Porque esta doença é mais frequente nas mulheres e cresce mais rapidamente quando o nível de estrogénio é elevado (como na puberdade das raparigas, na gravidez e nos tratamentos hormonais).

Complicações da massa hepática benigna

Esta doença raramente está associada a complicações, que incluem:

1.   Coágulos de sangue, cicatrizes ou depósitos de cálcio no interior do tumor;
2.   Hemorragia dos vasos sanguíneos do tumor malformado para a cavidade abdominal;
3.   Hemorragia interna devido à rutura do tumor causada por uma forte pressão ou impacto direto;
4.   Trombose ou iterícia causada por compressão dos vasos sanguíneos ou das vias biliares.

A massa sanguínea hepática é normalmente assintomática e não causa quaisquer complicações especiais se for pequena, a não ser que o seu número aumente e se torne demasiado grande.

Como é que o hemangioma hepático é diagnosticado?

Uma vez que esta doença não está associada a sintomas, é normalmente diagnosticada ao acaso durante exames imagiológicos para outras doenças. A tabela seguinte mostra os exames imagiológicos que podem detetar uma massa hepática:

Tabela 1. Tabela de análise da massa sanguínea do fígado

Liver blood mass test	Description
Ultrasound with contrast	Sending high-frequency sound waves through the body tissue and recording the echoes in the form of video or photos
CT scan	Taking X-ray images of a cross-section (section) of your liver
MRI	Registering accurate images of the liver with the help of radio waves and magnetic field
X-ray with contrast	Viewing the blood vessels of your body
Nuclear scan of the body	Imaging of hemangioma with the radioactive tracer technetium-99M

Hemangioma hepático e corona

Atualmente, não existem dados suficientes sobre a associação entre o hemangioma hepático e o coronavírus (Covid-19). Os cientistas ainda estão a investigar esta teoria. No entanto, pode dizer-se que os doentes com coronavírus e massa sanguínea hepática podem ser mais sensíveis a infecções e vírus. Alguns estudos demonstraram que os doentes com hematomas hepáticos benignos correm um maior risco de hospitalização e de cuidados intensivos se contraírem Covid-19. Por outro lado, os cientistas acreditam que um doente com uma massa sanguínea hepática enfrentará efeitos secundários e sintomas mais graves se for infetado com o coronavírus.

O hemangioma hepático pode ser tratado?

Se o hematoma hepático for pequeno e não causar sintomas, não necessita de tratamento. Na maioria dos casos, este tumor benigno do fígado não cresce e não causa problemas. Mas se o hemangioma crescer, o médico planeia controlá-lo periodicamente. Normalmente, o médico controla o tumor hepático benigno prescrevendo um exame imagiológico uma ou duas vezes por ano, para que possa ser administrado o tratamento adequado em caso de alteração.

Tratamento do hemangioma hepático

O tratamento do hematoma hepático depende da localização, do tamanho, do número de hemangiomas e do estado geral de saúde do doente. As opções de tratamento incluem:

1. Cirurgia

Se o médico conseguir separar facilmente o hemangioma do fígado, procederá à cirurgia para remover a massa. Caso contrário, parte do fígado será removida juntamente com a massa sanguínea deformada.

2. Parar o fluxo sanguíneo para o hemangioma

O crescimento da massa sanguínea abranda ou pára sem o fornecimento de sangue. Isto será feito com a ajuda de 2 métodos. Um deles consiste em fechar a artéria principal (oclusão da artéria hepática) e o outro consiste em injetar medicamentos na artéria para a bloquear (embolização arterial). Neste caso, o tecido saudável do fígado não será danificado pelo facto de receber sangue dos vasos próximos.

3. Terapêutica medicamentosa

Embora esta doença tenha poucas complicações, afecta os órgãos vitais do corpo e o seu tratamento deve ser feito sob a supervisão de um médico especialista. Atualmente, nenhum medicamento pode ser considerado como um comprimido para o tratamento do hemangioma hepático. Os médicos utilizam frequentemente medicamentos como os beta-bloqueadores e os nitratos para controlar a tensão arterial.

4. Transplante de fígado

Quando o hemangioma é muito grande ou numeroso e não pode ser tratado com outros métodos, o médico recomenda um transplante de fígado.

5. Radioterapia

Neste método, são utilizados feixes de energia potentes, como os raios X, para destruir as células do hemangioma. A radioterapia é raramente utilizada porque existem tratamentos mais seguros e mais eficazes.

6. Tratamento à base de plantas do hemangioma hepático

No passado, o tratamento de doenças com métodos tradicionais e à base de plantas tinha muitos adeptos. Muitas pessoas utilizam ervas eficazes para prevenir o aumento da massa sanguínea do fígado. Naturalmente, deve ter-se em atenção que é necessário consultar o médico antes de utilizar estas ervas.

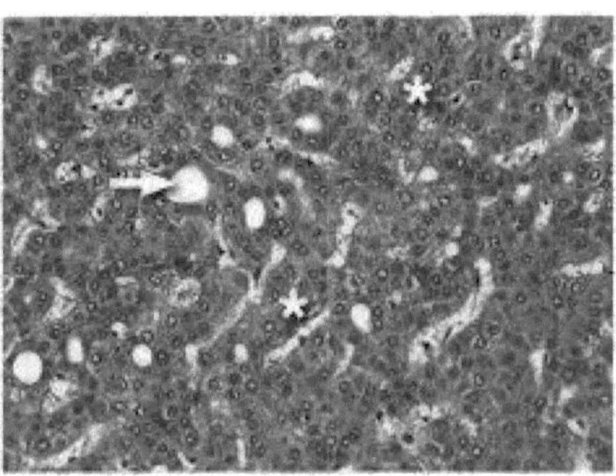

163

As plantas medicinais eficazes são

1. Orégãos (reduzem a inflamação do fígado);
2. Flor de chá branco (reduz a inflamação do fígado e alivia os sintomas do hemangioma);
3. Flor de camomila (propriedades anti-inflamatórias e anticonvulsivantes/redução da inflamação do fígado e controlo do nível de stress do organismo);
4. Aloé vera (propriedades antibacterianas e antioxidantes/redução da inflamação hepática e prevenção da destruição das células hepáticas).

Algumas ervas podem ajudar a reduzir a inflamação do fígado e aliviar os sintomas do hematoma hepático.

O hemangioma hepático pode ser prevenido?

A principal causa desta doença não é conhecida, pelo que os especialistas ainda não sabem como a prevenir. No entanto, o elevado nível de estrogénio no corpo pode aumentar o risco de hemangioma hepático. Se o nível desta hormona no seu corpo for elevado, reduza-o ou evite que aumente ainda mais, optando pela terapia de substituição hormonal.

Efeito da dieta no hemangioma hepático

A dieta não afecta a ocorrência desta doença, mas pode manter a saúde geral do seu fígado. Por isso, ajude a saúde do seu fígado escolhendo uma dieta saudável e mantendo-se longe do stress. Além disso, o facto de não consumir açúcar e gordura ajuda a reduzir a acumulação de gordura no fígado.

O resultado do hemangioma hepático

Tumor é uma palavra assustadora que todos nós nos assustamos quando ouvimos o seu nome. No entanto, o hemangioma hepático ou tumor benigno do fígado não é incómodo se for pequeno e não for numeroso e, na maioria dos casos, não necessita de tratamento. No entanto, é importante informar o seu médico sobre as suas alterações através de um exame anual.

Hiperplasia nodular focal

A hiperplasia nodular focal (HNF) é uma lesão benigna com limites bem definidos que é normalmente encontrada incidentalmente. Os achados clássicos mostram uma cicatriz central com lâminas fibróticas e hiperplasia nodular. Ao contrário do adenoma hepático, os canais biliares estão dispersos pela lesão. As provas de função hepática são geralmente normais. Estes tumores não são propensos a malignidade e raramente se rompem ou sangram. A questão mais importante na avaliação da HNF é a sua diferenciação do adenoma e do carcinoma hepatocelular. A TAC pode mostrar uma cicatriz central em forma de estrela nas lesões maiores. O sono-Doppler pode mostrar uma visão diagnóstica da roda vascular. A RMN é muito útil quando a visão diagnóstica é mais visível nas fases arterial, venosa e de equilíbrio.

Nalguns casos, a biopsia por agulha pode diferenciar este tumor do adenoma hepático. A HNF é um fenómeno benigno e deve ser tratada com precaução uma vez confirmado o diagnóstico por imagiologia. O seu crescimento não é alterado por medicamentos hormonais ou contraceptivos orais. Devem ser efectuadas investigações quando existem sintomas para excluir outras causas.

Adenoma hepático

O adenoma hepático é um tumor benigno que ocorre normalmente em mulheres jovens entre os 30 e os 50 anos de idade. A maioria das doentes tem uma história de exposição a estrogénios sob a forma de utilização prolongada de pílulas contraceptivas orais e, raramente, de terapia de substituição de estrogénios. Estes tumores apresentam-se como massas únicas sem cápsula e o seu aspeto microscópico é de camadas de células hepáticas sem tríade portal ou ductos biliares. A tomografia computorizada mostra geralmente uma lesão sólida com baixa densidade, sendo por vezes observados sinais de hemorragia junto à mesma. A TC99 mostra um defeito de enchimento na mesma área, porque estes tumores não têm células de Kupffer e não podem absorver esta substância. A RM é excelente para o diagnóstico de adenoma hepático e a não uniformidade é a sua caraterística. A biópsia por agulha pode ajudar a estabelecer um diagnóstico definitivo. Os erros de amostragem podem tornar difícil distinguir o adenoma hepático da HNF ou do carcinoma hepatocelular com base apenas na biopsia por agulha. Embora o tratamento padrão tenha sido tradicionalmente a intervenção cirúrgica, devido ao risco de hemorragia e de alterações malignas, novas informações podem determinar com maior exatidão quais os doentes que apenas devem ser monitorizados e quais os doentes que correm maior risco. A interrupção dos contraceptivos pode reduzir estes tumores e é frequentemente o primeiro passo em doentes assintomáticas e em lesões descobertas acidentalmente. Outros casos requerem um acompanhamento cuidadoso ou mesmo cirurgia. A cirurgia é normalmente considerada para doentes com maior risco de complicações. Em alguns doentes, a hemorragia está associada a choque e pode exigir uma cirurgia de emergência, mas noutros casos, a cirurgia electiva pode ser realizada com reanimação e embolização. É necessária uma biopsia para verificar o risco de malignidade. A ativação da beta-Catenina na avaliação patológica está associada a um risco elevado de alterações malignas e, nestes casos, recomenda-se a cirurgia. Nas mulheres com antecedentes de adenoma hepático, é proibida a utilização de contraceptivos orais e devem ser utilizados outros métodos de contraceção.

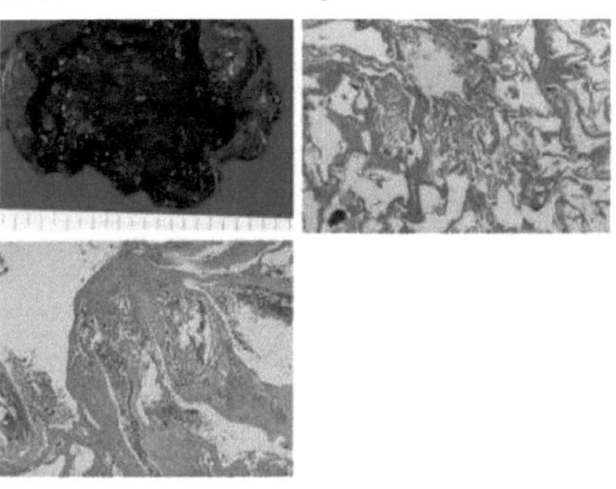

Figura 34. Tumores hepáticos benignos

Utilização de ultra-sons no tratamento do fígado

Atualmente, o cancro é um problema de saúde pública e uma importante causa de morte no mundo. O diagnóstico precoce do cancro e os métodos de tratamento actualizados salvaram muitos doentes de cancro. Além disso, a investigação aprofundada neste domínio continua a tentar encontrar o melhor método de tratamento. A hipertermia utilizando ondas de ultra-sons focalizados de alta intensidade (HIFU) é uma das tecnologias não invasivas no tratamento de tumores cancerosos. Neste método, ao utilizar a absorção de HIFU no tecido e no tumor, são criadas condições em que a temperatura do tecido e do tumor aumenta e a célula cancerígena é destruída. Ao utilizar o calor de uma forma não invasiva, os tumores são ablacionados sem danificar o tecido saudável circundante.

O método HIFU é muito eficaz no tratamento de tumores sólidos nas áreas do fígado, mama, rim, osso, próstata e pâncreas. Este método pode ser uma alternativa adequada à cirurgia no tratamento de tumores cancerosos. Além disso, este método alivia a dor no tratamento de cancros avançados. Os efeitos resultantes do método HIFU são tais que este é capaz de induzir uma resposta imunitária e de parar a atividade dos tumores cancerosos. Por isso, psicologicamente, é mais facilmente aceite pelos doentes. Os resultados dos estudos efectuados demonstraram que esta tecnologia reduz significativamente os efeitos secundários.

O que é uma massa hepática hipoecogénica?

Uma massa hipoacústica é um tecido denso ou sólido que se pode formar em qualquer parte do corpo. É geralmente visto no exame de ultrassom como um tecido escuro. Muitas massas mamárias benignas e malignas são do tipo hipoeco. Esta massa encontra-se nos rins, útero, estômago, testículos, ovários, intestino, glândula tiroide e pele. Um dos órgãos do corpo que mais frequentemente desenvolve este tipo de massa é o fígado. A massa hipoecoica do fígado é uma das doenças do fígado. Esta massa tem diferentes tipos e pode interferir com a função hepática. Quando o abdómen é examinado por outros motivos, a massa hipoecóica do fígado é definida como um ponto e, por vezes, como vários pontos. A massa hepática hipoecogénica benigna encontra-se em mais de 20% dos adultos. Por vezes, esta massa forma-se num fígado completamente saudável e pode não apresentar quaisquer sintomas. Uma massa hepática hipoecogénica é um tecido denso ou sólido no fígado. Na ecografia, pode ser detectada uma massa ou várias massas no fígado. Este tipo de massa pode ser tanto benigno como maligno. Cerca de 20% dos adultos sofrem do tipo benigno de massa hepática hipoecogénica.

Tipos de massa hepática hipóxica

As massas hepáticas hipoecogénicas podem ser benignas ou malignas. Estes nódulos são sólidos e existe a possibilidade de serem cancerosos. Alguns dos tipos benignos desta massa incluem os seguintes:

1.	Abcesso hepático;

2.	Angioma hepático;

3.	Hiperplasia nodular focal;

4.	Adenomas hepáticos.

Por vezes, a massa hepática hipoecogénica pode ser causada pela disseminação de cancro de outro tecido para o fígado. Neste caso, a massa cancerosa é denominada metástase hepática. As causas de malignidade da massa hepática hipoecogénica são:

1.	Linfoma não-Hodgkin;

2.	Linfoma primário do fígado;

3.	Carcinoma das células do fígado;

4.	Carcinoma fibro lamelar;

5.	Cancro das vias biliares (colangiocarcinoma);

6.	Angiossarcoma;

7.	Sarcoma.

A massa hipoacústica maligna é causada pela disseminação do cancro para o fígado e pode causar dor abdominal.

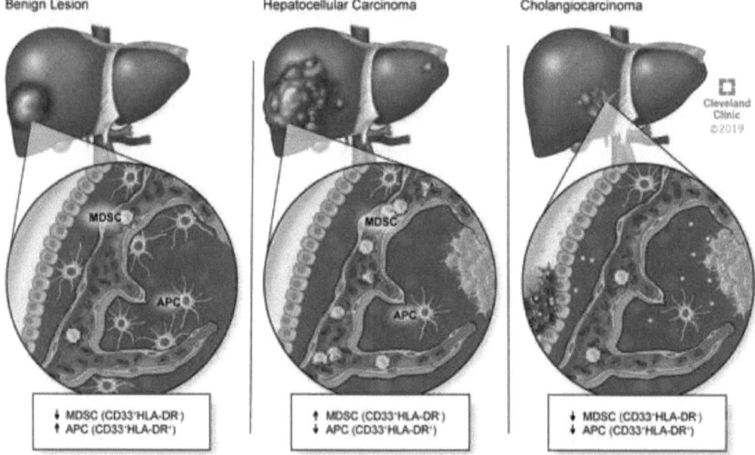

Figura 35. O colangiocarcinoma apresenta uma assinatura distinta de células supressoras derivadas de mieloides em comparação com outros cancros hepatobiliares

Sintomas de massa hepática hipoecoica

Normalmente, a massa hipoecogénica não apresenta sintomas. Esta massa será identificada aquando de um exame imagiológico para detetar outro problema. Alguns sintomas dependem do facto de ser benigna ou maligna.

Se a massa for benigna

Se a massa for pequena, não provoca sintomas. Mas em casos raros, a massa cresce e exerce pressão sobre os tecidos e órgãos próximos. Nesta situação, pode sentir dores de estômago.

Se a massa for maligna, desenvolver-se-ão sintomas relacionados com o cancro do fígado. Incluindo

1. Dor abdominal;

2.   Fadiga;

3.   Sentir-se cheio depois de comer pouco;

4.   Perda de apetite;

5.   Sensação de uma massa na parte superior direita do abdómen;

6.   Pele amarela ou olhos brancos.

Causa da massa hipoecoica do fígado

A causa exacta da massa hipoecóica no fígado não é conhecida. Mas os médicos acreditam que essa massa pode desenvolver-se em pessoas com as seguintes condições.

1.   Hepatite B ou C;

2.   Cirrose hepática: Na cirrose hepática, o tecido cicatricial cresce em vez do tecido saudável do fígado. Pode levar ao cancro;

3.   Doença de armazenamento de ferro (hemocromatose): Nesta doença, o corpo recebe muito ferro dos alimentos. O excesso de ferro acumula-se em vários órgãos, incluindo o fígado;

4.   Obesidade;

5.   Arsénio: Trata-se de um produto químico tóxico;

6.   Aflatoxina: Uma toxina encontrada no bolor dos cereais e das nozes.

A causa exacta da massa hepática hipoecogénica não é conhecida. As doenças de Hepatite B e C, a cirrose hepática e a hemocromatose podem contribuir para as lesões hepáticas. É claro que, por vezes, se forma uma massa hipoecóica num fígado saudável. O facto de sofrer de doenças subjacentes, como a hepatite, pode causar uma massa hipoecogénica no fígado.

Complicações da massa hepática hipoecoica

As complicações destas massas dependem do tipo de massa. Por vezes, os nódulos não necessitam de tratamento e não causam quaisquer problemas. Exames regulares podem mostrar que o nódulo está a diminuir. Se a causa da formação do nódulo for uma doença subjacente, deve ter-se cuidado com as complicações dessa doença. A falta de atenção e de tratamento da doença subjacente pode causar danos no fígado ou a sua falência. Se a massa hepática hipoecogénica for maligna e crescer rapidamente, as suas complicações são graves. Nesta situação, a massa apresenta risco de vida e o seu tratamento atempado torna-se muito importante. Nos métodos de imagiologia, como a ecografia, é possível detetar uma massa hepática hipoecogénica.

Diagnóstico de massa hepática hipoecogénica

Os exames imagiológicos são normalmente utilizados para diagnosticar este tipo de massa. No primeiro exame, recomenda-se a realização de uma ecografia. Com este exame, é possível ver o fígado e a sua envolvente. Mas não é possível diagnosticar uma massa hipoecogénica benigna ou maligna com a ecografia. Nesta situação, são prescritos os seguintes exames.

1. Análises ao sangue: Para verificar a função hepática, deve ser efectuada uma análise da função hepática. Neste exame, determina-se a quantidade de enzimas hepáticas no sangue;

2. Tomografia computorizada;

3. Exame de ressonância magnética;

4. Biópsia hepática.

Se a massa apresentar as seguintes características nos exames, é muito provável que seja cancerígena.

1. Sombra ou auréola à volta da massa;

2.	Padrão vago ou irregular em vez de forma lisa de caroço;

3.	Um padrão semelhante à divisão ou explosão de uma estrela;

4.	Modo angular em vez de circular ou oval;

5.	Desvanecimento;

6.	Crescimento rápido;

7.	Crescimento em forma de tentáculo;

8.	Vasos sanguíneos dentro ou à volta.

Se houver sintomas suspeitos, deve consultar um hepatologista para um diagnóstico atempado de massa hepática hipoecoica. O especialista prescreve os melhores testes de diagnóstico de acordo com as suas condições e sintomas.

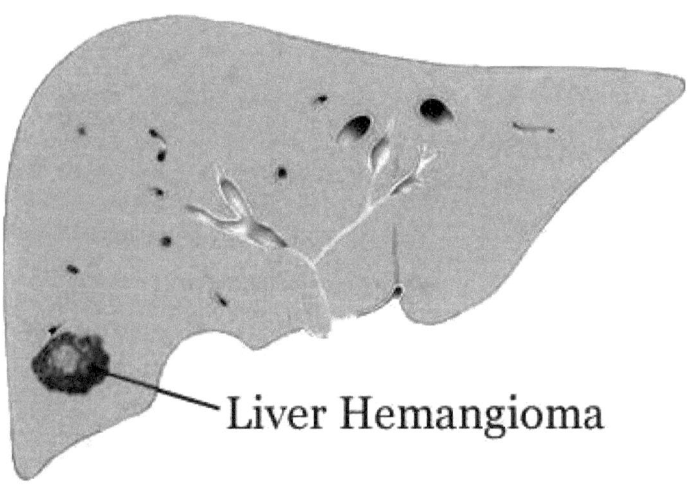

Figura 36. Hemangioma do Fígado

Tratamento da massa hepática hipoecogénica

173

O tratamento da massa hipoecogénica depende do seu tamanho, tipo e sintomas do doente. Por vezes, o controlo da massa tem menos complicações do que o seu tratamento. Se a causa do nódulo for uma infeção, uma inflamação ou uma doença subjacente, o seu tratamento pode reduzir o nódulo. Por vezes, os nódulos desaparecem por si próprios. Por esta razão, o médico recomenda exames regulares e verifica as dimensões do nódulo em intervalos específicos.

Se a massa estiver aumentada, o melhor método é a cirurgia. Se a massa for benigna, o seu aumento causará dor e obstrução. Por vezes, mesmo um nódulo benigno pode ser canceroso ou romper-se. Nesta situação, é necessário recorrer à cirurgia. Por vezes, métodos menos invasivos, como a radiofrequência, são uma opção adequada. Neste método, a massa encolhe através da irradiação de uma corrente eléctrica. Quando é diagnosticada uma massa maligna, são necessários tratamentos agressivos. Para tratar o cancro, são utilizados métodos como a cirurgia, a quimioterapia ou a radioterapia. Citação da Health Line sobre o tratamento da massa hepática hipoecogénica:

O tempo de recuperação depende do tipo de tumor e do tratamento. Pode ser necessário controlar a dor e tomar antibióticos para reduzir o risco de infeção após alguns procedimentos de tratamento. As massas hipóxicas benignas normalmente não voltam a crescer após a remoção. Os tumores malignos podem, por vezes, voltar a crescer mesmo após a cirurgia e o tratamento. A realização de exames regulares ajuda a garantir que, se houver um novo crescimento, este é detectado e tratado o mais rapidamente possível. Por vezes, a massa hipoecogénica não precisa de ser tratada e deve apenas ser verificada com ecografia em intervalos regulares.

Que médico devemos consultar para diagnosticar e tratar a massa hipoecogénica do fígado?

A massa hipoecóica do fígado é um tecido sólido e denso. Este tipo de massa ocorre em diferentes partes do corpo, como a mama, o rim, os testículos, os ovários e o estômago. Por vezes, pode ser benigna e resolver-se sem tratamento. Por vezes, a massa benigna aumenta de tamanho e existe o risco de rutura. Nesta situação, é efectuada uma cirurgia para reduzir os riscos e melhorar a dor abdominal. Por vezes, a massa é maligna e cresce rapidamente. Para tratar a massa maligna, deve ser efectuada uma cirurgia, quimioterapia ou radioterapia.

Como são tratadas as massas hepáticas benignas?

1. Se as massas hepáticas benignas forem pequenas e não causarem sintomas, não necessitam de tratamento. O médico pode monitorizá-las através da repetição de exames imagiológicos;

2. Se as massas hepáticas benignas forem pequenas, não necessitam de tratamento, mas se estas lesões forem grandes e causarem sintomas, necessitam de tratamento. As massas benignas, como o hemangioma hepático, se forem grandes (maiores que 5 cm) ou estiverem próximas da cápsula hepática, podem causar sintomas e o doente pode sentir peso e dor na zona da massa, que pode ser tratada com métodos não invasivos. Este método de tratamento, que é efectuado através da injeção de substâncias nos vasos sanguíneos que alimentam o hemangioma, é não cirúrgico e não invasivo.

Como é tratado o cancro do fígado?

Os cancros do fígado requerem sempre tratamento. Existem várias opções para o seu tratamento. O seu médico ajudá-lo-á a decidir qual a melhor opção para si.

O tratamento do cancro do fígado inclui o seguinte:

1. **Quimioterapia:** Este método envolve a utilização de uma combinação de medicamentos potentes destinados a destruir as células cancerígenas. Este é o tratamento mais comum para as massas hepáticas que se espalharam para outras partes do corpo.

2. **Quimioembolização arterial (TACE):** Neste tipo de quimioterapia dirigida, os medicamentos anticancerígenos são administrados diretamente na lesão. Neste método, os agentes de quimioterapia entram nas artérias que fornecem sangue ao fígado através de um pequeno tubo chamado cateter. Com este método, parte do fluxo sanguíneo do fígado é também bloqueado e, desta forma, o oxigénio necessário é impedido de chegar às células cancerígenas e ao seu crescimento. A TACE tem menos efeitos secundários do que a quimioterapia convencional.

3. **Ablação por radiofrequência com micro-ondas (RFA):** Se a lesão hepática for pequena, o médico pode recomendar a ablação por radiofrequência. Neste caso, uma sonda é guiada até ao tumor do fígado através de pequenas incisões no abdómen. Esta sonda emite um tipo especial de energia que aquece as células cancerígenas e as destrói.

Referências

Adams LA, Zein CO, Angulo P, Lindor KD. A pilot trial of pentoxifylline in nonalcoholic steatohepatitis. *Am J Gastroenterol.* 2004;99:2365-8.

Ayabe T, Satchell DP, Wilson CL, Parks WC, Selsted ME, Ouellette AJ. Secretion of microbicidal alpha-defensins by intestinal Paneth cells in response to bacteria. *Nat Immunol.* 2000;1:113-8.

Balkau B, Charles MA. Comentário sobre o relatório provisório da consulta da OMS. Grupo Europeu para o Estudo da Resistência à Insulina (EGIR) *Diabet Med.* 1999;16:442-3.

Bedogni G, Miglioli L, Masutti F, Tiribelli C, Marchesini G, Bellentani S. Prevalência e factores de risco da doença hepática gorda não alcoólica: o estudo Dionysos nutrition and liver. *Hepatology.* 2005;42:44-52.

Berg AH, Combs TP, Scherer PE. ACRP30/adiponectina: uma adipocina que regula o metabolismo da glicose e dos lípidos. *Trends Endocrinol Metab.* 2002;13:84-9.

Browning JD, Szczepaniak LS, Dobbins R, Nuremberg P, Horton JD, Cohen JC, et al. Prevalência de esteatose hepática numa população urbana dos Estados Unidos: impacto da etnia. *Hepatology.* 2004;40:1387-95.

Bugianesi E, Pagotto U, Manini R, Vanni E, Gastaldelli A, de Iasio R, et al. Plasma adiponectin in nonalcoholic fatty liver is related to hepatic insulin resistance and hepatic fat content, not to liver disease severity. *J Clin Endocrinol Metab.* 2005;90: 3498-504.

Cai D, Yuan M, Frantz DF, Melendez PA, Hansen L, Lee J, et al. Resistência local e sistémica à insulina resultante da ativação hepática de IKK-beta e NF-kappaB. *Nat Med.* 2005;11:183-90.

Charlton M, Sreekumar R, Rasmussen D, Lindor K, Nair KS. Apolipoprotein synthesis in nonalcoholic steatohepatitis. *Hepatology.* 2002;35:898-904.

Chitturi S, Farrell G, Frost L, Kriketos A, Lin R, Fung C, et al. A leptina sérica na NASH correlaciona-se com a esteatose hepática mas não com a fibrose: uma manifestação de lipotoxicidade? *Hepatology.* 2002;36: 403-9.

Choi CS, Savage DB, Kulkarni A, Yu XX, Liu ZX, Morino K, et al. A supressão da diacilglicerol aciltransferase-2 (DGAT2), mas não da DGAT1, com oligonucleótidos antisense inverte a esteatose hepática induzida pela dieta e a resistência à insulina. *J Biol Chem.* 2007;3; 282:22678-88.

Crespo J, Cayon A, Fernandez-Gil P, Hernandez-Guerra M, Mayorga M, Dominguez-Diez A, et al. Gene expression of tumor necrosis fator alpha and TNF-receptors, p55 and p75, in nonalcoholic steatohepatitis patients. *Hepatology.* 2001;34:1158-63.

Davila JA, Morgan RO, Shaib Y, McGlynn KA, El Serag HB. Diabetes increases the risk of hepatocellular carcinoma in the United States: a population based case control study. *Gut.* 2005;54: 533-9.

Dia CP. História natural da NAFLD: notavelmente benigna na ausência de cirrose. *Gastroenterology.* 2005;129: 375-8.

Donnelly KL, Smith CI, Schwarzenberg SJ, Jessurun J, Boldt MD, Parks EJ. Sources of fatty acids stored in liver and secreted via lipoproteins in patients with nonalcoholic fatty liver disease. *J Clin Invest.* 2005;115:1343-51.

Ekstedt M, Franzen LE, Mathiesen UL, Thorelius L, Holmqvist M, Bodemar G, et al. Long-term follow-up of patients with NAFLD and elevated liver enzymes. *Hepatology.* 2006;44: 865-73.

Feldstein AE, Werneburg NW, Canbay A, Guicciardi ME, Bronk SF, Rydzewski R, et al. Os ácidos gordos livres promovem a lipotoxicidade hepática estimulando a expressão de TNF-alfa através de uma via lisossomal. *Hepatology.* 2004;40:185-94.

Franzese A, Vajro P, Argenziano A, Puzziello A, Iannucci MP, Saviano MC, et al. Envolvimento do fígado em crianças obesas. Ultrassonografia e níveis de enzimas hepáticas no diagnóstico e durante o acompanhamento numa população italiana. *Dig Dis Sci.* 1997;42:1428-32.

Haukeland JW, Damas JK, Konopski Z, Loberg EM, Haaland T, Goverud I, et al. A inflamação sistémica na doença hepática gorda não alcoólica é caracterizada por níveis elevados de CCL2. *J Hepatol.* 2006;44:1167-74.

Huang XD, Fan Y, Zhang H, Wang P, Yuan JP, Li MJ, et al. Leptina sérica e recetor solúvel de leptina na doença hepática gorda não alcoólica. *World J Gastroenterol.* 2008;14: 2888-93.

Hudgins LC, Hellerstein MK, Seidman CE, Neese RA, Tremaroli JD, Hirsch J. Relationship between carbohydrate-induced hypertriglyceridemia and fatty acid synthesis in lean and obese subjects. *J Lipid Res.* 2000;41:595-604.

Hui JM, Hodge A, Farrell GC, Kench JG, Kriketos A, George J. Para além da resistência à insulina na NASH: TNF-alfa ou adiponectina? *Hepatology.* 2004;40:46-54.

Jou J, Choi SS, Diehl AM. Mechanisms of disease progression in nonalcoholic fatty liver disease (Mecanismos de progressão da doença na doença hepática gorda não alcoólica). *Semin Liver Dis.* 2008;28:370-9.

Klover PJ, Clementi AH, Mooney RA. Interleukin-6 depletion selectively improves hepatic insulin action in obesity. *Endocrinology.* 2005;146:3417-27.

Lemoine M, Ratziu V, Kim M, Maachi M, Wendum D, Paye F, et al. Níveis séricos de adipocinas preditivos de lesão hepática na doença hepática gorda não alcoólica. *Liver Int.* 2009;29:1431-8.

Lewis GF, Carpentier A, Adeli K, Giacca A. Disordered fat storage and mobilization in the pathogenesis of insulin resistance and type 2 diabetes. *Endocr Rev.* 2002;23:201-29.

Li Z, Yang S, Lin H, Huang J, Watkins PA, Moser AB, et al. Probióticos e anticorpos contra o TNF inibem a atividade inflamatória e melhoram a doença hepática gorda não alcoólica. *Hepatology.* 2003;37:343-50.

M Rassam, A Dehghani, R Azhough, Minimally Invasive hook circulators in Pilonidal Sinus Surgery and Postoperative Pain Outcomes, Eurasian Journal of Chemical, Medicinal and Petroleum Research, 2024 3 (2), 424-433

M Shojaei, A Systematic Review of the Relationship Between Sex Hormones and Leptin and Insulin Resistance in Men, Eurasian

Journal of Chemical, Medicinal and Petroleum Research, 2024 3 (2), 443-453

M Shojaei, The Effects of esreradiol on leptin and other factors, Eurasian Journal of Chemical, Medicinal and Petroleum Research, 2024, 3 (1), 131-141

Machado M, Marques-Vidal P, Cortez-Pinto H. Histologia hepática em pacientes obesos submetidos a cirurgia bariátrica. *J Hepatol.* 2006;45:600-6.

Mantzoros CS. The role of leptin in human obesity and disease: a review of current evidence. *Ann Intern Med.* 1999;130:671-80.

Marrero JA, Fontana RJ, Su GL, Conjeevaram HS, Emick DM, Lok AS. NAFLD pode ser uma doença hepática subjacente comum em pacientes com carcinoma hepatocelular nos Estados Unidos. *Hepatology.* 2002;36:1349-54.

Matarese G, Moschos S, Mantzoros CS. Leptin in immunology. *J Immunol.* 2005;174:3137-42.

McCullough AJ. Pathophysiology of nonalcoholic steatohepatitis. *J Clin Gastroenterol.* 2006;40(3 Suppl. 1):S17-29.

Namikawa C, Shu-Ping Z, Vyselaar JR, Nozaki Y, Nemoto Y, Ono M, et al. Polimorfismos do gene da proteína de transferência de triglicéridos microssomal e do gene da superóxido dismutase de manganês na esteato-hepatite não alcoólica. *J Hepatol.* 2004;40:781-6.

Neuschwander-Tetri BA, Caldwell SH. Esteatohepatite não alcoólica: resumo de uma conferência de tópico único da AASLD. *Hepatology.* 2003; 37:1202 19.

Neuschwander-Tetri BA, Caldwell SH. Esteatohepatite não alcoólica: resumo de uma conferência de tópico único da AASLD. *Hepatology.* 2003;37:1202-19.

Olufadi R, Byrne CD. Diagnóstico clínico e laboratorial da síndrome metabólica. *J Clin Pathol.* 2008;61: 697-706.

Pikarsky E, Porat RM, Stein I, Abramovitch R, Amit S, Kasem S, et al. O NF-kappaB funciona como promotor de tumores no cancro associado à inflamação. *Nature.* 2004;431:461-6.

Postic C, Girard J. Contribution of de novo fatty acid synthesis to hepatic steatosis and insulin resistance: lessons from genetically engineered mice. *J Clin Invest.* 2008;118:829-38.

Preiss D, Sattar N. Non-alcoholic fatty liver disease: an overview of prevalence, diagnosis, pathogenesis and treatment considerations. *Clin Sci (Lond)* 2008;115:141-50.

Reynolds K, He J. Epidemiology of the metabolic syndrome (Epidemiologia da síndrome metabólica). *Am J Med Sci.* 2005;330: 273-9.

Roskams T, Yang SQ, Koteish A, Durnez A, DeVos R, Huang X, et al. Oxidative stress and oval cell accumulation in mice and humans with alcoholic and nonalcoholic fatty liver disease. *Am J Pathol.* 2003;163:1301-11.

Saxena NK, Ikeda K, Rockey DC, Friedman SL, Anania FA. Leptin in hepatic fibrosis: evidence for increased collagen production in stellate cells and lean littermates of ob/ob mice. *Hepatology.* 2002;35:762-71.

Setji TL, Holland ND, Sanders LL, Pereira KC, Diehl AM, Brown AJ. Esteato-hepatite não alcoólica e doença hepática gordurosa não alcoólica em mulheres jovens com síndrome dos ovários poliquísticos. *J Clin Endocrinol Metab.* 2006;91:1741-7.

Stefan N, Kantartzis K, Haring HU. Causas e consequências metabólicas do fígado gordo. *Endocr Rev.* 2008;29:939-60.

Taniguchi CM, Emanuelli B, Kahn CR. Critical nodes in signalling pathways: insights into insulin action. *Nat Rev Mol Cell Biol.* 2006;7:85-96.

Tarantino G, Conca P, Pasanisi F, Ariello M, Mastrolia M, Arena A, et al. Poderão os marcadores inflamatórios ajudar a diagnosticar a esteato-hepatite não alcoólica? *Eur J Gastroenterol Hepatol.* 2009;21:504-11.

Targher G, Bertolini L, Padovani R, Rodella S, Tessari R, Zenari L, et al. Prevalência de doença hepática gorda não alcoólica e sua associação com doença cardiovascular em doentes diabéticos de tipo 2. *Diabetes Care.* 2007;30:1212-8.

Tominaga K, Kurata JH, Chen YK, Fujimoto E, Miyagawa S, Abe I, et al. Prevalência de fígado gordo em crianças japonesas e relação com a obesidade. Um estudo epidemiológico ultrassonográfico. *Dig Dis Sci.* 1995;40:2002-9.

Tomita K, Oike Y, Teratani T, Taguchi T, Noguchi M, Suzuki T, et al. Hepatic AdipoR2 signaling plays a protective role against progression of nonalcoholic steatohepatitis in mice. *Hepatology.* 2008;48:458-73.

Tomita K, Tamiya G, Ando S, Ohsumi K, Chiyo T, Mizutani A, et al. A sinalização do fator de necrose tumoral alfa através da ativação das células de Kupffer desempenha um papel essencial na fibrose hepática da esteato-hepatite não alcoólica em ratinhos. *Gut.* 2006;55:415-24.

Uygun A, Kadayifci A, Yesilova Z, Erdil A, Yaman H, Saka M, et al. Serum leptin levels in patients with nonalcoholic steatohepatitis. *Am J Gastroenterol.* 2000;95: 3584-9.

Whitehead JP, et al., Adiponectin-a key adipokine in the metabolic syndrome. *Diabetes Obes Metab.* 2006;8:264-80.

Yuan M, Konstantopoulos N, Lee J, Hansen L, Li ZW, Karin M, et al. Reversão da resistência à insulina induzida pela obesidade e pela dieta alimentar com salicilatos ou com a desregulação específica de Ikkbeta. *Science.* 2001;293:1673-7.

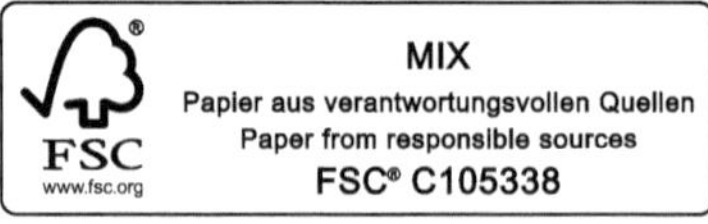

Printed by Books on Demand GmbH, Norderstedt / Germany